Martin Huber, Siglinde Anne Siegel,
Claudia Wächter, Andrea Brandenburg

Autonomie im Alter

Martin Huber,
Siglinde Anne Siegel,
Claudia Wächter,
Andrea Brandenburg

Autonomie im Alter

Leben und Altwerden im Pflegeheim

Wie Pflegende die Autonomie von alten und pflegebedürftigen Menschen fördern

Mitarbeit:
Hermann Brandenburg
Daniel Bremer
Margret Oelhoff
Andreas Zimber

schlütersche

Bibliografische Information Der Deutschen Bibliothek
Die Deutsche Bibliothek verzeichnet diese Publikation in der Deutschen Nationalbibliografie; detaillierte bibliografische Daten sind im Internet über http://dnb.ddb.de abrufbar.

ISBN 3-87706-688-7

Für die Autoren:
Martin Huber
E-Mail: Huber.Martin@pflegepaedagoge.de

Satz: PER Medien+Marketing GmbH, Braunschweig
Druck und Bindung: Druck Thiebes GmbH, Hagen

Inhalt

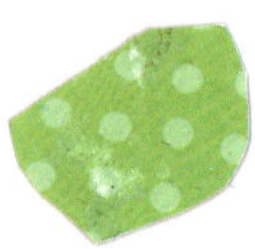

Vorwort

Dieses Buch beschäftigt sich mit der Autonomie alter Menschen in Pflegeheimen. Es geht um Selbstbestimmung, Wahlfreiheit und Mitwirkung von Bewohnerinnen und Bewohnern. Dabei interessiert nicht nur die Theorie, sondern auch die Praxis. Wie kann Autonomie durch Pflegende gefördert werden? Welche Anforderungen ergeben sich für die Gestaltung des Alltags im Heim? Was kann getan werden, damit der Einzug ins Heim nicht bereits eine Krisensituation auslöst? Dies sind wichtige Fragen, die in diesem Buch beantwortet werden.

Für die Pflege gilt, dass Aspekte der Autonomie eher im Hinblick auf die Professionalisierung des eigenen Berufs diskutiert wurden und weniger bezogen auf die Förderung der Eigenverantwortung von Patienten und Bewohnern. Im Vordergrund stand die Frage, ob und unter welchen Voraussetzungen Pflegende eigenständige Entscheidungen treffen können und müssen und wie die Abgrenzung von den Ärzten und anderen Professionen gelingen kann. Die Veränderung der Perspektive von den eigenen Problemen hin zu den Bedürfnissen und Interessen der zu Pflegenden ist aber notwendig und wird in diesem Buch eindrücklich unterstrichen. Es werden Ergebnisse einer eigenen Untersuchung zur Autonomie im Pflegeheim vorgestellt, die von den Autorinnen und Autoren durchgeführt wurde.

Nach der Lektüre des Buches sollte aber nicht einfach zur üblichen Routine übergegangen werden. Die provozierenden Aussagen können nachdenklich machen und zum Innehalten in der täglichen Routine ermutigen. Kritische Rückmeldung, Diskussion und Berichte über eigene Erfahrungen zum Thema werden vom Autorenteam ausdrücklich gewünscht. Die aufmerksame Beachtung der empfohlenen Maßnahmen zur Förderung der Autonomie in Heimen soll Anstoß für Verbesserungen sein, deren Dringlichkeit außer Frage steht.

Denjenigen, die an diesem Buch aktiv mitgewirkt haben, wünsche ich öffentliche Resonanz auf ihre Thesen und Aussagen. Sie haben es verdient.

Freiburg, im Februar 2005

Prof. Dr. Hermann Brandenburg
Fachbereich Pflege
Katholische Fachhochschule Freiburg

Einleitung

Im Sinne einer Transferleistung möchte dieses Buch Pflegekräfte in der Praxis dazu einladen, sich mit der aktuellen Diskussion um Autonomie im Alter in Gerontologie und Pflegewissenschaft auseinander zu setzen. Es wird jedoch kein weiteres Buch sein, das nur die Missstände und Defizite in der Pflege von alten und pflegebedürftigen Menschen anprangert und von Pflegenden fordert, sich den wachsenden Anforderungen in der Altenpflege zu stellen. Ziel dieses Buches ist vielmehr, Pflegenden hilfreiche und praxisnahe Möglichkeiten aufzuzeigen, damit sie selbst und die ihnen zur Pflege anvertrauten Menschen mehr Autonomie und Selbstbestimmung in ihrem Pflege- und Lebensalltag erfahren.

Schwerpunkte des Buches sind die Betrachtung des Begriffes Autonomie aus pflegewissenschaftlicher und ethischer Perspektive, die Vorstellung eines an der Katholischen Fachhochschule in Freiburg durchgeführten Forschungsprojekts zum Thema Autonomie im Alter und die Ableitung von Konsequenzen für Pflegepädagogik, Pflegemanagement und Pflegepraxis.

Nach einer kurzen Darstellung der Situation in der Altenpflege werden Frau Gnädig und Frau Eisele vorgestellt, die exemplarisch für die in einem Pflegeheim lebenden Menschen stehen. Auf diese zwei Frauen wird immer wieder Bezug genommen, um dadurch eine Praxisnähe herzustellen. Im weiteren Verlauf des Buches wird eine ausführliche Begriffsdefinition der Autonomie vorgenommen. Des Weiteren werden Gründe für die Wichtigkeit dieses Themas in der Altenpflege dargelegt.

Es wird gezeigt, wie die Forschungsgruppe »Autonomie im Alter« in dieser qualitativen Studie vorgegangen ist. Ausgehend von einer umfassenden Literaturrecherche werden anhand der kritischen Durchsicht der zur Thematik gefundenen Studienberichte, Artikel und Bücher die Forschungsfrage und der entwickelte Interviewleitfaden vorgestellt. Nach einer kurzen Darstellung des Forschungsdesigns werden ausgewählte Erkenntnisse aus Interviews mit sechs Heimbewohnerinnen vorgestellt und eine Interpretation der Ergebnisse durch Bezugnahme auf Studien aus Gerontologie und Pflegewissenschaft vorgenommen.

Der Hauptteil des Buches erstreckt sich auf Konsequenzen für Pflegepädagogik, Pflegemanagement und Pflegepraxis, um Autonomie fördernde Pflege in Institutionen der Altenpflege zu etablieren. In mehreren Beiträgen werden zentrale Aspekte einer autonomiefördernden Pflege, wie die Gestaltung des Umzugs in ein Pflegeheim, die Entwicklung einer Biografie-Sensibilität, neue Strategien im Management von Altenpflegeeinrichtungen und »moderne« Konzepte in der

Altenpflege (Eden-Alternative und Domino-Coaching) vorgestellt, kritisch beleuchtet und konkrete Handlungsempfehlungen für die pflegerische Praxis abgeleitet. Um dem jeweiligen Themenkomplex und der Zielgruppe gerecht werden zu können, wurden die einzelnen Beiträge entweder mehr theoretisch oder eher praxisorientiert geschrieben.

An dieser Stelle möchten wir unseren Familien, Freunden und Kollegen für ihre Unterstützung danken. Ohne sie hätte dieses Buch nie entstehen können. Jörg Amann und Anita Keller waren am Forschungsprojekt »Autonomie im Alter« beteiligt, konnten jedoch aus persönlichen Gründen nicht an der Manuskripterstellung mitwirken. Wir möchten besonders Claudia Flöer von der Schlüterschen Verlagsgesellschaft für die Begleitung während der Manuskripterstellung sowie Professor Dr. Hermann Brandenburg, Daniel Bremer, Margret Oelhoff und Dr. Andreas Zimber für die fachliche Unterstützung und ihre Beiträge danken. Sehr hilfreich waren auch die vielfältigen Anregungen aus der beruflichen Praxis von Jessica Nägele, Daniela Messerli und Dr. Stefan Arend sowie die Informationen zu Konzepten der Pflege von Christa Monkhouse und Elisabeth Schulte-Kuhnt.

Als Autoren und Autorinnen dieses Buches wünschen wir uns, dass Sie es kritisch lesen und das Anliegen und die Empfehlungen der einzelnen Kapitel mit Leben füllen können, damit dieses Buch zu einem konstruktiven Meinungsaustausch zwischen Theorie und Praxis beitragen kann.

Im Februar 2005

Martin Huber
Siglinde Anne Siegel
Claudia Wächter
Andrea Brandenburg

1 Die Situation in der Altenpflege

Die Arbeit in der Altenpflege fällt vielen Pflegekräften immer schwerer, da die Anforderungen des beruflichen Alltags ständig zunehmen. Gründe für diese Entwicklung sind in der steigenden Arbeitsverdichtung, dem stärker werdenden Zeitdruck und der Erwartungshaltung der zu pflegenden kranken und alten Menschen und deren Angehörigen zu sehen. Pflegende empfinden die Vorgaben der Sozialgesetzgebung als stetig wachsende Reglementierungen, wobei nach ihrer Ansicht die Begehungen durch die Heimaufsicht und den medizinischen Dienst der Krankenkassen als Kontrolle und kontinuierliches Aufzeigen von Missständen betrachtet werden. Zusätzlich lässt ein durch die Medien geprägtes negatives Bild des Lebens und Altwerdens in einem Pflegeheim viele Pflegekräfte resignieren.

Nur die wenigsten unter uns können sich ein Leben in einem Pflege- bzw. Altenheim vorstellen. *»Ich gehe niemals in ein Altenheim!«,* sagen viele ältere Menschen.[1] Jedoch fragt kaum jemand danach, wie es Pflegenden ergeht. Einerseits nehmen sie selbst in der beruflichen Praxis einen immer höheren Anforderungs- und Zeitdruck bedingt durch Personalkürzungen und Zunahme der Pflegebedürftigkeit bei älteren Menschen neben weiteren Faktoren wahr. Sie hören die Warnungen von Sozialwissenschaftlern, dass sich die Bevölkerungspyramide zu einem Pilz verwandelt und somit das Zusammenbrechen der sozialen Sicherungssysteme durch die demografische Entwicklung droht. Der zunehmende medizinische Fortschritt und die vorhandene Kinderlosigkeit zeigen ihre Folgen. Die durchschnittliche Lebenserwartung liegt nach Angaben des Statistischen Bundesamtes für Männer mittlerweile bei 75,6 Jahren und für Frauen bei 81,3 Jahren. Zudem hat jedes heute geborene Kind eine Chance von 50 % 100 Jahre alt zu werden.

Im Gegensatz dazu bringt eine Frau in Deutschland im Durchschnitt rein statistisch gesehen nur 1,3 Kinder zur Welt – in den neuen Bundesländern sind es nur 0,77 Kinder, obwohl etwas mehr als 2,1 Kinder erforderlich wären, um die Bevölkerungszahl konstant zu halten. Die jüngere Generation, also die heute 20- bis 40-Jährigen, werden es um das Jahr 2050 direkt erleben: Dann wird es nur noch halb so viele Erwerbstätige, aber doppelt so viele Rentner geben. Konkret heißt es nach Berechnungen des Statistischen Bundesamtes, dass dann auf 100 Erwerbstätige im

---

1 8 von 10 Senioren sagen, sie würden nie in ein Heim gehen. Laut einer Studie können sich selbst unter den Pflegenden nur 30 % ein Leben im Heim vorstellen. Als Gründe werden die hohe Arbeitsbelastung, die mangelnde Zeit für Gespräche und eine individuelle Pflege genannt. Es fehlen zudem die Lebendigkeit und der Austausch unter den Generationen, weil kaum Impulse durch junge Leute gegeben sind. (vgl. *Dymarczyk* 2003)

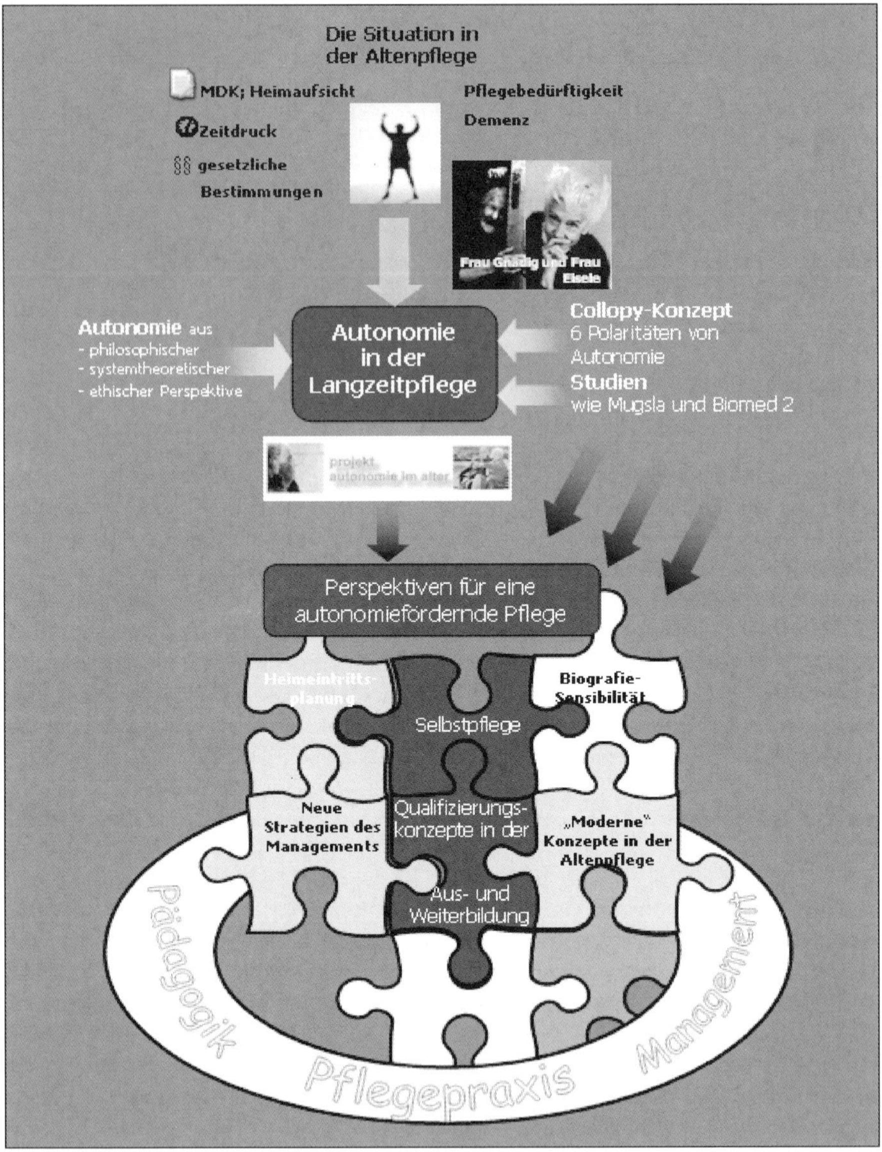

Abb. 1: Das Buch auf einen Blick.

Alter zwischen 20 und 60 Jahren 85 Senioren kommen. Wobei anzumerken ist, dass diese dann mehr oder minder intensiv Pflege und Unterstützung benötigen. Professor *Bernd Raffelhüschen*, Finanzwissenschaftler aus Freiburg und Mitglied der *Rürrup-Kommission*, bringt es etwas zynisch, aber sehr zutreffend auf den Punkt: *»Wenn wir einmal in Rente gehen, wird niemand mehr da sein, der uns die Rente bezahlen wird. Wenn wir einmal pflegebedürftig sind, wird niemand mehr da sein, der uns pflegt. Und wenn wir einmal nicht mehr da sind, dann ist auch das Problem beseitigt, schließlich sind wir das Problem – da wir nicht genügend Kinder gezeugt haben!«* (2004).

Diese negative Stimmung, die durch eine oft unsachgemäße und emotional geführte Diskussion um eine alternde Gesellschaft entfacht wird, überträgt sich auch auf die schon jetzt im Pflegeheim lebenden Menschen und die Pflegenden, die sich um diese Menschen kümmern.

Aber nicht nur der von außen gerichtete Blick der Gesellschaft auf die Institution Pflegeheim, sondern auch die innere Realität tragen mit zur problematischen Situation in der Altenpflege bei, denn viele Pflegende beklagen sich darüber, dass die Ansprüche der ihnen zur Pflege anvertrauten Menschen und deren Angehörigen immer größer werden. Sie empfinden die Prüfberichte und Mängellisten durch den medizinischen Dienst der Krankenkassen sowie weitere gesetzliche Vorgaben als Reglementierungen, die sie immer mehr einschränken. Daraus entwickelt sich für sie ein Dilemma zwischen dem Wunsch, genügend Zeit für die Pflege und Betreuung älterer pflegebedürftiger Menschen zur Verfügung zu haben und der konkreten Arbeitssituation, bedingt durch die angesprochenen Einflussfaktoren. Als betroffene Pflegekraft hat man die Angst, diesem Spannungsfeld nicht entrinnen zu können.

Oft verbinden wir die letzten Jahre unseres Lebens, die wir möglicherweise in einem Pflegeheim verbringen, mit Assoziationen wie Leere, Langeweile, Verlust an Privatsphäre, Anonymität, Abhängigkeit, Nutzlosigkeit, Einsamkeit, Fremdbestimmung, Angst und weiteren negativ besetzten Begriffen.

Die von *Goffman* durchgeführten Studien zum Leben von Individuen in Institutionen wurden von Gerontologie und Pflegewissenschaft in die stationäre Altenhilfe übertragen. Altenpflegeheime werden als Orte der totalen Institution beschrieben, in denen die Bewohnerinnen unter der Zuschreibung von Inkompetenz und eines daraus resultierenden Autonomie- und Identitätsverlustes leiden müssen. Experten aus den Pflege- und Sozialwissenschaften fordern die Einsetzung einer Enquête-Kommission »Heime«. *Klaus Dörner,* Leiter der Forschungsarbeitsgemeinschaft *»Menschen in Heimen«* der Fakultät für Gesundheitswissenschaften der Universität Bielefeld, fordert gemeinsam mit anderen namhaften

Sozialwissenschaftlern die Abschaffung der Heime.[2] Nach ihren Angaben sind die Betroffenen meist gegen ihren Willen dort. Noch stellt diese, nach ihren Aussagen »*menschenunwürdige Lösung*«, eine Selbstverständlichkeit in unserer heutigen Gesellschaft dar. Sie wird nicht von uns hinterfragt, da wir selbst nicht in einem Heim leben müssen (*Dörner* 2003:27).

Mittlerweile finden Ratgeber für Senioren weite Verbreitung. Nicht nur Artikel in Zeitschriften, wie »*Wenn Eltern alt werden – Wohnformen, Pflege und die Kosten*«, sondern auch Bücher zu diesem Thema enthalten Checklisten, die versprechen, gute Häuser von schlechten Häusern unterscheiden zu können. Dazu muss man lediglich eine Liste von Fragen beantworten, um zu einem aussagekräftigen Ergebnis zu kommen.

»Die Checkliste für das Pflegeheim[3]:

- *Gibt es im Heim auch Rehabilitation, Orientierungstraining, Krankengymnastik?*
- *Auf wie viele Pflegebedürftige kommt eine Pflegekraft?*
- *Wie ist das Verhältnis von ausgebildeten zu angelernten Kräften?*
- *Müssen angelernte Kräfte Pflegearbeiten übernehmen?*
- *Müssen Pfleger[4] medizinische Aufgaben übernehmen?*
- *Wie ist die Pflegequalität? Riecht es im Heim deutlich nach Urin? (Wäre ein Zeichen für schlechte Pflege)*
- *Wie ist die Atmosphäre im Haus? Ist das Personal freundlich, geduldig, offen und gesprächsbereit oder autoritär, muffig, herablassend und abweisend?*
- *In welche Pflegekategorie wird der Pflegebedürftige vom Arzt[5] eingestuft?*
- *Was bedeutet die Einstufung für die Betreuung im Heim?*
- *Bis zu welcher Pflegestufe darf ein Pflegebedürftiger am Heimleben teilnehmen?«*

(Schultze-Melling 1996:118)

---

2 Nach derzeitigem Kenntnisstand wurde die Bildung einer entsprechenden Enquête-Kommission von politischer Seite nicht unterstützt, sodass von einem Scheitern der Bestrebungen gesprochen werden kann.

3 Um nicht missverstanden zu werden: Diese Checklisten bzw. Fragenkataloge können eine wertvolle Hilfestellung für ältere und pflegebedürftige Menschen sein, wenn es um den Umzug in das »richtige« Pflegeheim geht. Dennoch sollten wir als Pflegende diese Fragen kritisch betrachten, denn die Beantwortung dieser Fragen allein gibt nur ein unzureichendes Bild einer Pflegeeinrichtung.

4 Die Bezeichnung »*Pfleger*« in den Fragenformulierungen ist zu kritisieren, da nahezu 86 % der Pflegenden Frauen sind.

5 Es muss jedoch bedacht werden, dass die Einstufung nach Pflegestufen von Vertretern des medizinischen Dienstes der Krankenkassen (MDK) vorgenommen wird.

Die oben erwähnte problematische Arbeitssituation kann sich für viele Pflegende, die sich mit dem skizzierten, weit verbreiteten negativen Image von Altenpflegeheimen konfrontiert sehen, zu einem Teufelskreis entwickeln, an dessen Ende die Entstehung eines Burn-out-Syndroms droht.

Aber stimmen all diese Vorstellungen, geprägt von Skandalmeldungen in den Medien und Erwartungen an unser eigenes Altern, mit der Realität in Pflegeheimen überein? Sind es nicht eher nur lückenhafte und oft stereotype Vorstellungen, die wir von einem Leben alter Menschen in Pflegeheimen haben? Wäre es nicht angebrachter, einen objektiveren Blick auf die Situation in Altenpflegeheimen zu werfen und zugegebenermaßen bestehende Probleme in der Altenpflege einer genauen Kontext-Analyse zu unterwerfen und als Beginn eines Veränderungsprozesses zu verstehen?

2 Frau Gnädig und Frau Eisele

Um die Bedeutung der Thematik zu erfassen und sich die Dringlichkeit von Veränderungsprozessen zu vergegenwärtigen, ist ein Blick auf die Anzahl der pflegebedürftigen Menschen in Pflegeheimen sinnvoll. Anhand von zwei exemplarischen Bewohnerinnenbiografien wird ein Bezug zur beruflichen Praxis in der Pflege hergestellt.

In Deutschland sind nach Angaben des Statistischen Bundesamtes derzeit ca. 2,04 Millionen Menschen[6] pflegebedürftig. Annähernd 604 000 Menschen leben in stationären Einrichtungen der Altenhilfe. Innerhalb von zwei Jahren nahm ihre Zahl der Menschen um 5,4 % zu. Unsere Forschungsgruppe befasste sich mit dieser Bevölkerungsgruppe unter dem Gesichtspunkt der erlebten Autonomie (vgl. Statistisches Bundesamt 2003:3ff.).

Zwei dieser Menschen, die in einem Pflegeheim irgendwo in Deutschland leben, sind Frau Gnädig und Frau Eisele[7]. Diese zwei Frauen werden Ihnen im Buch öfter begegnen. Ihre Schicksale sollen die Verständlichkeit dieses Buches erhöhen und Ihnen hilfreiche Anregungen für Ihre pflegerische Praxis bieten. Frau Gnädig und Frau Eisele werden Ihnen nun anhand ihrer Biografie und ihrer Situation im Pflegeheim vorgestellt:

Frau Elisabeth Gnädig ist mit allem zufrieden

Vor kurzem feierte Frau Gnädig ihren 93. Geburtstag. Ihr Mann fiel bereits 1944 im Krieg. Ihren Lebensunterhalt bestritt sie durch eine kleine Rente und ihre Arbeit als Friseurin.

Zu ihrem Glück kümmerten sich ihre zwei Söhne und ihre Tochter um ihre finanziellen Angelegenheiten, sodass sie heute finanziell abgesichert ist.

Schon seit 14 Jahren lebt Frau Gnädig im Pflegeheim. Damals wurde sie nach einem erlittenen Schlaganfall direkt vom Krankenhaus ins Pflegeheim verlegt. Ihr selbst ging das damals viel zu schnell. Frau Gnädig erzählt immer wieder davon, wie schlimm es für sie war, dass ihre Tochter keine Möglichkeit sah, sie bei sich

[6] Einer Vorausberechnung des Statistischen Bundesamtes ist zu entnehmen, dass die Anzahl der Pflegebedürftigen bis zum Jahr 2020 auf 2,83 Millionen ansteigen wird. (Statistisches Bundesamt 2003 – 15 – 0711)

[7] Die Namen dieser zwei Frauen sind frei erfunden.

aufzunehmen. Ihre Wohnung wurde aufgelöst, und sie konnte nur einen Tisch und eine kleine Vitrine mit in ihr Zimmer im Pflegeheim nehmen. Es war einfach zu wenig Platz. Früher lebte sie alleine in einer geräumigen 95 qm Wohnung. Heute muss sie sich mit Frau Eisele ein 22 qm Zimmer teilen.

Frau Gnädig hört und sieht schlecht. Hörgerät und Brille können zwar etwas helfen, trotzdem müssen die Pflegenden deutlich sprechen, wenn sie etwas zu ihr sagen. Seit dem erlittenen Schlaganfall, von dem sie sich nie ganz erholt hat, ist sie auf Hilfestellung bei der Körperpflege im Bett angewiesen. Ihre Halbseitenlähmung (Hemiparese) rechts und gelegentlich auftretende Schluckstörungen führen dazu, dass, abhängig von ihrem Befinden, die Körperpflege übernommen werden muss und ihr die Mahlzeiten angereicht werden müssen.

Aber dennoch äußert Frau Gnädig immer wieder, wie zufrieden sie mit ihrer jetzigen Situation ist. Sie redet dann von den schlimmen Jahren der Kriegs- und Nachkriegszeit.

Frau Klara Eisele sagt, wenn ihr etwas nicht passt

Sie ist mit ihren 78 Jahren eine der Jüngeren im Heim. Sie war lange Jahre als Hauswirtschafterin tätig. Ihr Ehemann, der vor sieben Jahren verstarb, war von Beruf Bezirksmonteur. Aus ihrer Ehe ging eine Tochter hervor. In der Gemeinde war sie in zahlreichen Vereinen aktiv. Sie war lange Jahre Vorsitzende der Narrengesellschaft »*Hoorig*«.

Klara Eisele wurde auf Grund ihres Temperaments und der Tätigkeit ihres Ehemannes früher die »*elektrische Klara*« genannt.

Ihre Cousine, die mittlerweile selbst 74 Jahre alt ist, kommt gelegentlich zu Besuch. Da sie sich noch geistig rege fühlt, hat sie sich bald nach ihrem Umzug ins Pflegeheim in den Heimbeirat wählen lassen. Sie war früher oft auf sich allein gestellt, wenn ihr Mann beruflich unterwegs war. Das zeigt sich gelegentlich in ihrem selbstbewussten und bestimmten Auftreten gegenüber Pflegekräften und in Heimbeiratssitzungen.

Auf Grund ihrer Arthroseerkrankung ist sie zwar auf den Rollstuhl angewiesen, dennoch benötigt sie nur phasenweise Hilfestellung bei der Körperpflege. So übernimmt eine Pflegekraft die Intimpflege im Bett und begleitet sie ans Waschbecken oder hilft ihr beim Duschen, falls sie das wünscht.

Bevor nun auf das Selbstbestimmungsrecht von pflegebedürftigen Menschen, wie Frau Gnädig und Frau Eisele zusammen mit dem Autonomieverständnis von Pflegenden in Altenpflegeeinrichtungen eingegangen wird, ist eine allgemeine Begriffsbestimmung von Autonomie in der Pflege alter Menschen angebracht.

3 Was ist unter Autonomie zu verstehen?

Kurzüberblick

Dieses Kapitel befasst sich zunächst mit dem Begriff Autonomie. In einem ersten Schritt wird eine Annäherung aus philosophischer, systemtheoretischer und ethischer Sicht versucht. In einem zweiten Schritt erfolgt eine Auseinandersetzung mit dem Begriff aus pflegewissenschaftlicher Perspektive.

Danach wird der Begriff Autonomie im Kontext von Alten- und Pflegeheimen betrachtet. Dazu werden exemplarisch Studien, die sich mit dieser Thematik auseinander setzten, vorgestellt. Dem schließt sich die Vorstellung unserer Forschungsfrage sowie die Definition der wichtigsten Begriffe an.

3.1 Annäherung an den Begriff der Autonomie

Der Begriff Autonomie geht auf die griechischen Wörter *autos* (selbst) und *nomos* (Gesetz) zurück. Wörtlich genommen bedeutet Autonomie also eigene Gesetze zu haben und nach ihnen zu leben, was auch eine gewisse Unabhängigkeit von anderen impliziert. Mit Autonomie wird vieles assoziiert: Unabhängigkeit, Selbstbestimmung, Individualität, Kreativität, Freiheit, Emanzipation, Wahlmöglichkeiten, Selbstständigkeit.

Mullins und *Hartley* identifizieren den Begriff der persönlichen Autonomie als ein komplexes Gebilde. Für sie gehören dazu folgende Werte: *»It can be translated into the following values: individual liberty, privacy, free choice, self-governance, self-regulation, self rule, and independence …«*[8] (2002:36). Autonomie betrifft aber nie nur einen Einzelnen, sondern ist immer im sozialen Kontext zu sehen. Der »Vierte Bericht zur Lage der älteren Generation« weist deshalb auch darauf hin, dass bei einer Diskussion über Autonomie der enge Bezug zur Menschenwürde, die in unserem Grundgesetz verankert ist (Art. 1, (1): *Die Würde des Menschen ist unantastbar*), beachtet werden sollte: *»Eng mit der Menschenwürde verknüpft, hat die Autonomie in gegenwärtigen Diskussionen über die Ethik des Lebens, insbesondere auch über die Europäische Menschenrechtkonvention zur Bioethik, einen hohen Stellenwert. Eingriffe in die Freiheit zur Selbstbestimmung*

[8] Freie Übersetzung: »Folgende Werte verbergen sich hinter der persönlichen Autonomie: persönliche Freiheit, Privatsphäre, Wahlfreiheit, Selbstbestimmung, Selbstgesetzlichkeit und Unabhängigkeit …«

(Autonomie) werden bisweilen als eine grundsätzliche Verletzung der menschlichen Würde angesehen« (Bundesministerium für Familie, Senioren, Frauen und Jugend 2002:355).

Im Folgenden werden verschiedene Betrachtungsweisen vorgestellt, wie Autonomie gesehen und verstanden werden kann. Damit wird zu verdeutlichen versucht, dass sich der Begriff Autonomie nicht nur auf Einzelpersonen, sondern auch auf Gruppen beziehen kann und dass für das Vorhandensein des Phänomens Autonomie verschiedene Voraussetzungen gegeben sein müssen.

3.1.1 Eine philosophische Perspektive

Immanuel Kant (1724 bis 1804) gilt als einer der wichtigsten Vertreter der Aufklärung. Einer seiner Leitsätze lautet: *»Habe Mut, dich deines eigenen Verstandes zu bedienen.«* Er fordert dazu auf, selbstverantwortlich zu handeln und sich mit Hilfe der Vernunft aus der *»selbstverschuldeten Unmündigkeit«* zu befreien.

Kant versteht unter Autonomie die Fähigkeit eines Individuums, vernunftbegabt zu handeln. Er wirft der Ethik seiner Zeit vor, dass das ihr zu Grunde liegende Handlungsprinzip außerhalb des Menschen zu suchen sei, z. B. der Wille Gottes. *Kant* sieht in seinem berühmten »kategorischen Imperativ« ein oberstes Prinzip, nach dem die Menschen als vernunftbegabte Personen handeln sollen. *»Dieses Prinzip lautet: »Handle so, dass du die Menschheit sowohl in deiner Person als in der Person eines jeden anderen jederzeit zugleich als Zweck; niemals bloß als Mittel brauchest.« Kant beschreibt damit drei Arten von Pflichten. Die erste ist eine Pflicht gegenüber sich selbst, nämlich die, sich selbst zu fragen, ob die eigene Handlung mit der ›Idee der Menschheit‹ einhergeht. Diese beinhaltet nach Kant: Vernunft, Autonomie, Moralität in eigener und in jeder anderen Person. Die zweite ist eine Pflicht gegenüber anderen. Sie bedeutet ein Verbot der Lüge, von dem keine Ausnahmen erlaubt sind. Die dritte Pflicht betrifft die Anlagen der Menschheit, die – im Sinne der Idee der Menschheit – weiter entwickelt werden müssen und nicht verkümmern dürfen. Wer diesen drei Pflichten nachkommt, ist vernünftig und somit – nach Kant – eine Person, das heißt: ein autonomes Willenswesen« (Meißner* 2003:889).

3.1.2 Eine systemtheoretische Perspektive

Die Systemtheorie befasst sich zwar nicht explizit, aber implizit mit der Autonomie von Systemen. Systeme können dabei Einzelne (psychische Systeme), aber auch Gruppen (soziale Systeme) sein.

Während für *Parsons* in seinem Strukturfunktionalismus ein System durch die Interdependenz seiner Teile und somit durch die Systemstruktur gekennzeichnet ist, kommt es *Niklas Luhmann* in der soziologischen Systemtheorie darauf an, welche Funktionen Systeme haben und in welchem Verhältnis sie zueinander stehen. Entscheidendes Kriterium für ein System ist für ihn die Grenze zwischen System und dessen Umwelt (vgl. *Treibel* 1993:25f.).

Die Theorie der offenen Systeme (= allgemeine Systemtheorie) geht davon aus, dass die Systembildung wesentlich durch die Umwelt des Systems beeinflusst wird. In der Theorie der selbstreferentiell-geschlossenen Systeme hingegen wird die Autonomie des sozialen Systems betont. *»Systeme sind nicht mehr nur durch die System-Umwelt-Differenz, sondern durch sog. Selbstreferenz oder Autopoiesis charakterisiert« (Treibel* 1993:34). Dabei wird aber durchaus davon ausgegangen, dass ein geschlossenes System mit seiner Umwelt im Austausch steht, wobei aber das System die Art und Weise des Austauschs bestimmt. *Willke* beschreibt diese Balance zwischen Abhängigkeit und Unabhängigkeit folgendermaßen: Ein soziales System *»... ist unabhängig von seiner Umwelt hinsichtlich der Tiefenstruktur seiner Selbststeuerung und seiner daraus folgenden rekursiven Operationsweise. Es ist abhängig von seiner Umwelt hinsichtlich der Konstellationen und Ereignisse, aus denen es Informationen und Bedeutungen ableiten kann, welche die Selbstbezüglichkeit seiner Operationen interpunktieren und anreichern«* (zit. nach *Mingers* 1996:42).

Nach der Theorie der geschlossenen Systeme besitzt jedes System die Eigenschaft, sich selbst zu reproduzieren. Diese so genannte Autopoiesis gewährleistet die Selbsterhaltung des Systems. Voraussetzung dafür ist seine Autonomie. Autonomie bedeutet demnach die Fähigkeit eines Systems, selbst zu bestimmen, was es von seiner Umwelt aufnimmt und in das eigene Funktionssystem integriert. Eine Determinierung des Systems durch dessen Umwelt wird damit ausgeschlossen.

3.1.3 Autonomie – Überlegungen aus ethischer Sicht

Daniel Bremer

Exkurs: Vom Umgang der Rede von »Autonomie« – Überlegungen aus ethischer Sicht

Stellen Sie sich vor, Sie hätten sich die vielen unterschiedlichen, in diesem Buch vorgeschlagenen und beschriebenen Begriffe zur »Autonomie« durch genaue Lektüre, Reflexion und sogar mittels Diskussion mit Berufskolleginnen angeeignet. Sie fühlen sich sogar ein wenig stolz, nun im Konzert der Rede von Autonomie mitreden zu können. Auf Kongressen getrauen Sie sich, in Fragen der Autonomie ein Wörtchen mitzureden und oft können Sie ihre Zuhörer von der Sinnhaftigkeit eines bestimmten Autonomieverständnisses überzeugen.

Nun kommt es aber im Pflegealltagsgespräch zu folgender Szene: Sie betreuen zusammen mit einer Kollegin einen dementen Patienten und fragen sich, ob eine bestimmte pflegerische Handlung am Patienten noch vorgenommen werden soll oder nicht. Die Zeit ist ohnehin knapp bemessen. Ihre Kollegin antwortet: *»Ach, lass mal, der kriegt ohnehin nicht mit, ob wir das nun tun oder nicht!«* Empört, aber nicht ohne ein wenig Stolz stellen Sie fest, dass sich sofort ihr ethisch geschultes Gewissen meldet und mit roten Blinklampen signalisiert: *»Autonomie! Die Autonomie des Patienten ist in Gefahr!«* Wie aber sollen Sie reagieren?

Es scheint, als stünde man in solchen Momenten vor einem doppelten ethischen Problem. Erstens gilt es zu bestimmen, welches Problem mit Autonomie hier vorliegt und um welchen Begriff von Autonomie es hier überhaupt gehen könnte. Das Spektrum reicht von Autonomie im Sinne eines gerade noch Wünschen-Könnens des eigenen Zustandes über verschiedene Grade von Selbstständigkeit (im Sinne einer Handlungsfreiheit) bis zur Vorstellung eines vernünftigen, unabhängigen, jederzeit frei und vernünftig Selber-Entscheiden-Könnenden – hochgradig autonomen – Subjektes. Im Einzelnen drängen sich dabei unterschiedliche Bestimmungen des Begriffs von Autonomie auf. Wird sie – ihrem wörtlichen Sinn nach – als Gesetze gebend (die Vernunft ist fähig, sich selbst Gesetze zu machen), Gesetze habend oder bloß Gesetze befolgend aufgefasst? Meint sie Unabhängigkeit (wessen wovon?)? Oder freie Entscheidungsfähigkeit? Individualität? Kreativität? Individuelle Freiheit? Willensfreiheit? Wahlfreiheit? Wunschfreiheit? Handlungsfreiheit? Emanzipation? Selbstständigkeit? Privatheit? Eigenmächtigkeit? Selbstregulierung? Reproduktionsfähigkeit? Beschränkt man sich darauf, solche Eigenschaften an einem Subjekt wahrzunehmen und ihm berechtigterweise zuzuschreiben, so stellt sich das Problem der richtigen Beurteilung und Einschätzung der Lage. Wann liegt nach welchen Kriterien welcher Begriff von Autonomie vor?

Diese Bestimmung ist anspruchsvoll und schwierig, zumal wir nicht bloß im Hinblick auf unser Beispiel des Demenzpatienten, sondern auch bei allen anderen, unbeeinträchtigt vor sich hin lebenden Menschen ein Problem mit der Feststellung dieser Eigenschaften haben. Es handelt sich dabei um das alte, aber immer noch ungelöste Problem des Fremdpsychischen. Was wir allenfalls mit einiger Sicherheit feststellen können, wäre das Fehlen gewisser fremdkörperlicher Eigenschaften bei anderen. Verschiedentlich wurde bereits vorgeschlagen, diese Zuschreibung im Sinne einer Selbstständigkeit von Autonomie abzugrenzen, weil man Autonomie eher auf im weitesten Sinne Kognitives beschränken kann.

Man darf sich hierbei aber die berechtigte Frage stellen, was damit gewonnen wird. Geht man – wie oben bereits stillschweigend getan – davon aus, dass Körperliches und Seelisches[9] (Bewusstsein, Geist, Urteilsvermögen, Verstandestätigkeit, etc.) tatsächlich existieren und trennbar seien, so scheint die These plausibel, dass auf einer materiellen Ebene auf Grund der physikalischen Annahme geschlossener Kausalketten im Universum so etwas wie absolute Autonomie von Körperlichem ausgeschlossen und unmöglich ist. Auf der Ebene des Bewusstseins hingegen kann durchaus davon ausgegangen werden, dass so etwas wie Autonomie möglich wäre.

In der philosophischen Tradition hat man lange Zeit »Autonomie« nicht nur mit Willens-, sondern oft mit Handlungsfreiheit gleich gesetzt. Wenn ich etwas tun will, also beabsichtige dies oder das zu tun, dann handle ich nur dann autonom, wenn ich nicht am Handeln gehindert werde.

Im medizinisch-pflegerischen Bereich führt diese Auffassung aber zu großen Schwierigkeiten, was man am Beispiel gerade handlungsunfähiger Patienten sehen kann. Dann würde etwa ein Komapatient im Zustand des Komas nicht als autonom gelten, obwohl er sein Bewusstsein und seine Handlungsfähigkeit wieder erlangen könnte, was in einigen Fällen ja erfreulicherweise auch eintritt. Man müsste bereits einen Zusatzbegriff wie »potenziell autonom« einführen, um anzudeuten, dass Autonomiehoffnungen bestehen. Mag dieser Fall noch als problemlos handhabbar im Sinne einer korrekten Zuschreibung von Autonomie angesehen werden, so ist dies am Beispiel einer 73-jährigen Alzheimerpatientin schon schwieriger. Sie spricht seit fünf Jahren nicht mehr und lebt in einem Pflegeheim für Demente. Als mit ihr zufällig ein neues Therapiekonzept erprobt wird, das von der These ausgeht, eine Kontextveränderung würde bei einigen Demenz-

---

[9] Ich verzichte an dieser Stelle auf die differenzierte Diskussion der mindestens sechzehn konkurrierenden, halbplausiblen Lösungsansätze zum Leib-Seele-Problem. Interessierten sei immer noch empfohlen: Hans Jonas: Macht und Ohnmacht der Subjektivität. Das Leib-Seele-Problem im Vorfeld des Prinzips Verantwortung. Frankfurt a. M. 1983.

patienten stimulierend wirken, zeigt sich eine unerwartete Wirkung. Die Patientin reagiert beim Besuch eines Streichelzoos beim Anblick von Zwergziegen heftig, geht auf diese zu, bückt sich, um Gras zur Fütterung abzureißen und greift versehentlich in Brennnesseln. Das ausgesprochene »*Aua! Ich muss sie doch füttern!*«, ist der erste Satz, den die Patientin nach einer fünfjährigen Schweigepause äußert.

Ein ähnliches Beispiel, das ich in einer philosophischen Gesprächsrunde mit Patienten mit leichten kognitiven Beeinträchtigungen und Angehörigen erlebte, war der Fall von Herrn F. (vgl. *Bremer* 2004). Äußerlich wirkte er gezeichnet, ging mit Mühe am Stock, hatte Mühe beim Verrichten täglicher einfacher Tätigkeiten und wurde zusehends zum belastenden Pflegefall für seine Ehepartnerin. Fachärzte hatten eine Form von Demenz diagnostiziert. Seine Ehepartnerin beschrieb den dialogischen Umgang mit Herrn F. als zusehends schwieriger: Er verstehe oft nicht richtig, reagiere falsch oder erzähle langatmig von Dingen aus der Vergangenheit, die keinen Bezug zu der gestellten Frage hätten. Dennoch nahm Herr F. über ein Jahr lang regelmäßig an den philosophischen Gesprächsrunden teil. Erstaunlicherweise blühte er in diesen Gesprächen richtiggehend auf. Er hatte, wie er selber erzählte, früher regelmäßig Diskussionsrunden besucht und sich gedanklich und dialogisch mit philosophischen Fragen auseinander gesetzt. Seine – angeblich verschwundenen – diskursiven und analytischen Kompetenzen zeigten sich im Gespräch auf unerwartete und erstaunliche Weise. Herr F. hörte dem beginnenden Gespräch in der Regel zunächst still zu. Nach etwa 20 Minuten, als ein allererster phänomenologischer Rundgang das Meinungsspektrum und erste Erklärungs- und Rechtfertigungsversuche der Teilnehmer an den Tag gebracht hatte, meldete sich Herr F. nicht nur mit einem eigenen Beitrag, sondern stellte oft eine messerscharfe Analyse der methodischen Zugangsweise des bisherigen Gesprächsverlaufes in den Raum. So machte er sinngemäß oft Bemerkungen der Art: »*Das ist zwar interessant, aber wenn man auf diese Art weiterdiskutiert, läuft man Gefahr, den Punkt Y aus den Augen zu verlieren. Deshalb müsse man das Problem anders angehen …*«

Bemerkungen dieser Art führten dann oft dazu, dass ein kurzer, aber intensiver philosophischer Binnendialog zwischen mir als Moderator und Herrn F. stattfand, den die übrigen Gesprächsteilnehmer mit Erstaunen zur Kenntnis nahmen. Mit der Zeit gewöhnte sich die Gesprächsrunde daran, einen zwar von außen betrachtet gezeichneten, von seiner analytischen, rhetorischen und philosophischen Kompetenz aber hervorragenden Mitmenschen erfreulicherweise in der eigenen Runde zu wissen. Herr F. war stets selbstkritisch und ging oft im Anschluss an das Gespräch über Gebühr hart mit sich ins Gericht, was von allen Beteiligten aber umgehend dementiert wurde. Viele behielten Herrn F. in lobenswerter Erinnerung.

Diese Beispiele zeigen zumindest, dass die Zuschreibung von Autonomie weder im Sinne von Handlungsfreiheit auf körperlicher Ebene, noch im Sinne eines der oben genannten Eigenschaftsbegriffe auf psychischer Ebene einfach zugeschrieben werden sollte – wie überhaupt das Zuschreiben von Eigenschaften bereits im Hinblick auf Dinge, geschweige denn auf Menschen oder gar auf Patienten – grundlegend problematisch ist.

Dies liegt daran, dass – metaphysisch betrachtet – stillschweigend eine Konzeption von Substanz unseren Wahrnehmungsgewohnheiten unterstellt wird, die überdenkenswert und allenfalls erweiterbar ist. Man fasst gemäß dieser Vorstellung z. B. Menschen so auf, dass an einer Art neutralem Träger – meistens gedacht als individueller Körper plus eine Art »Kern des Selbst« – bestimmte Eigenschaften anhaften. Diese Eigenschaften (Größe, Haarfarbe, typische Sprechweisen, eine typische Gestik, etc.) seien im Unterschied zum unwandelbaren Kern des Selbst veränderbar; sie können eine gewisse Zeit lang auftreten und können wieder verschwinden, ohne dass jemand sagen würde, wir seien nun jemand anderer geworden. Den Kern des Selbst, andere sprechen von Identität und dergleichen, bliebe übrig, wenn man alle zufälligen Eigenschaften abstrahieren oder entfernen würde. Dann hätte man das vor sich, was etwa Herrn F. zu Herrn F. machen würde: sein Wesen.

In ganz ähnlichem Sinne versucht man nun, verschiedene Begriffe von Autonomie entweder als zufällige Eigenschaften *(»Der Patient Y hat seine Autonomie verloren!«)* oder als zum Kern des Selbst gehörendes und überdauerndes Wesensmerkmal zu beschreiben *(»Auch wenn der Patient Y nun bereits fünf Monate künstlich beatmet wird, besitzt er Kraft seiner unveräusserlichen Würde als Mensch einen autonomen Kern, was es nicht erlaubt, die Apparate aus Kostenerwägungen abzustellen«).*

Zwei Aspekte scheinen bei dieser Auffassung von Menschen und Dingen (die uns hier nur marginal interessieren) bedeutsam zu sein.
Erstens die Beobachtung, dass Autonomie im Sinne von Unabhängigkeit oder gar Autarkie weder auf geistiger noch auf körperlicher Ebene möglich ist. Weder die Freiheit von etwas noch die Freiheit zu etwas verzichten auf eine Bezugnahme auf Kontexte geistiger oder physikalischer Art. Selbst Phantome wie »Freiheit an sich« spekulieren zwar auf etwas Kontexttranszendentes oder Kontextinvariantes, rekurrieren aber semantisch doch auf die eine oder andere Form bedingter Freiheit, von denen oder im Gegensatz zu denen sich solch eine Behauptung in scheinbar souveräner Weise gebärdet. Der Ethiker *Alasdair MacIntyre* ortet in der jahrhundertealten Annahme zahlreicher Ethiken, dass ein Mensch in moralischen Belangen selbstständig und souverän denken, urteilen und entscheiden könne, sogar einen Hauptfehler (vgl. 2001).

Menschen, die den Menschen als souveränes und unabhängiges Subjekt konzipieren, das stets im Vollbesitz seines geistigen Vermögens das Gute und Richtige für alle beurteilen und verfolgen könne, verkennen dabei, dass sich der Mensch als primär *animal* und nur sekundär *rational* immer und überwiegend in einem Netz sozialer und biologischer Abhängigkeiten befindet.

Das Streben nach Autonomie ist deshalb, so die These von *MacIntyre*, nur ein vorübergehendes Zwischenziel menschlicher Entwicklung und Ausbildung. In zweiter Linie brauche es weiter gehende Tugenden anerkannter Abhängigkeit, wie Großzügigkeit oder Fürsorge, die über die Generationen hinweg dafür sorgen, dass die Spezies nicht nur erhalten, sondern auch in einer wünschenswerten Form des Zusammenlebens fortexistieren kann.

In zweiter Linie kann und soll man sich fragen, ob die bislang erörterte Form der Auffassung von Autonomie als so und so wahrzunehmende, zu entwickelnde, zu erweiternde Eigenschaft an einem Träger dem Phänomen »Mensch«, wie es uns z. B. als Patient oder als »uns selbst« erscheint, gerecht wird. Denn Eigenschaften zu bestimmen, läuft auf die latente und nicht zu unterschätzende Gefahr hinaus, dass wir unsere Beobachtungen und unseren Blickwinkel so reduzieren, dass wir geneigt sind, am anderen nur noch diese bestimmte Eigenschaft (und sonst nichts weiter) wahrzunehmen. Dies führt im Pflege- und Medizinalltag dann dazu, Menschen nur noch auf ein bestimmtes Merkmal zu reduzieren: *»Haben Sie das Hämatom von Zimmer dreizehn schon versorgt?«* Nicht selten wird, wie Pflegende berichten, dieser, einen Menschen auf wenige oder nur eine Eigenschaft reduzierende und diskriminierende, Jargon auch in Anwesenheit der Betroffenen verwendet, etwa wenn zwei Pflegende im gleichen Zimmer einen oder mehrere Patienten zu versorgen haben. Natürlich erfüllt dieser Jargon eine wichtige entlastende Funktion im Hinblick auf das psychologische Sich-von-etwas-distanzieren-Können und mag im stillen Kämmerlein der Arzt- und Pflegendenaufenthaltsräume berechtigterweise gepflegt sein. Doch bei in der Sache noch unbewanderten Patienten wirkt ein solches Sprechen schnell verletzend und schwächt das ohnehin schwer zu erringende Vertrauen des Patienten in die Institution und die Menschen, die dort arbeiten.

Dem Eigenschafts-Träger-Modell unserer Auffassung von Wirklichkeit kann ein weiteres, zwar nahe liegendes, aber kaum je resolut oder konsequent durchdachtes und im Pflegealltag angewendetes Modell beigesellt werden: Das Prozessmodell. Als moderner und in vielen Bereichen der Gesellschaft bewanderter Denker hat *Alfred North Whitehead* diesen Ansatz erneut aufgegriffen und konsequent in seiner spekulativ angelegten *»organistischen Philosophie«* durchdacht (1995:21ff.). Zu Grunde liegen unserer Wahrnehmung *»wirkliche Ereignisse«*

(actual entities), genauer gesagt: Prozessdinge. Es gibt nicht einen (ohnehin schwer zu identifizierenden) Träger, an dem sich der zeitliche Wandel der Eigenschaften abspielt, sondern die Wirklichkeit besteht in erster und grundlegender Weise aus Prozessen. Steine, Pflegende, Patienten, Krankheiten, Steuergesetze, Fakten etc. sind ebenso Prozesse, wie etwa Ihr Lesen dieses Textes oder Ihr abschließendes Urteil darüber. Aus dieser Prozesswirklichkeit, die *Whitehead* als weitläufiges Netz von Ereignissen denkt, leiten wir dann und wann auf Grund wiederholter Wahrnehmungen und Kategorisierungen Realitäten ab, die wir als überzeitlich aufzufassen gewohnt sind. Sie sind aber nur relativ stabil und ohne fortwährende Realisierung aus den grundlegenden Prozesswirklichkeiten nicht selbstständig überdauerungsfähig.

Jeder begrifflichen Realisierung von »Autonomie« läge gemäß einer solchen Auffassung stets eine prozessuale Wirklichkeit zu Grunde. Was aber ist damit gewonnen? Ein Vorteil dieser Auffassung liegt darin, dass man nicht vorschnell ein zeitunabhängiges und mit der Zeit gerade deshalb problematisch werdendes kategorisch scharfes Urteil fällen muss. Ein solches birgt die Gefahren der (möglicherweise diskriminierenden) Reduktion des Patienten auf bestimmte Eigenschaften und trägt dem Problem der phänomenologischen Wahrnehmung von prozessual bedingten Veränderungen nicht unbedingt Rechnung, weil es den kritischen Blick allenfalls gerade verstellt.

Ein Versuch, Autonomie als prozessuales »*Wechselspiel*« im Verbund mit »*Sicherheit*« zu denken, geht auf *Baltes* und *Wahl* (1992) zurück. Sie zeigen eine dynamische Auffassung von Autonomie als Zustand oder Modus an, wobei angenommen wird, dass der Patient zwischen Autonomie- und Sicherheitsbedürfnissen hin und herschwanke.

Dabei gilt es, die präzisierende Frage zu stellen, ob Pflegende etwa einen Patienten vor sich haben, der durch vermehrte Sicherheit in seiner Autonomie (in irgendeinem oder mehreren der oben beschriebenen Auffassungen) gestärkt oder umgekehrt sich dann gerade in seiner Autonomie bedrängt fühlt. Obwohl sich beide Phänomene beobachten lassen und man je unterschiedlich darauf reagieren kann, sind die hier abgeleiteten Vorstellungen von Autonomie schon weit weniger kategorisch scharf aufgefasst, als in den oben geschilderten Beispielen, wo ein Träger-Eigenschaftsmodell unterstellt wurde.

Es soll hier im Weiteren nicht der grundlegenden und schwierigen Frage nachgegangen werden, wie es tatsächlich um die Wirklichkeit bestellt ist. Wir wollen vielmehr fragen, was mit diesem Ausflug in die Lesart von Welt als einer prozessualen im Hinblick auf das Problem der Auffassung von Autonomie anzufangen ist.

Solange wir die Frage nach der Bestimmbarkeit von Welt ausgeklammert lassen, finden wir zumindest zwei verschiedenartige Auffassungsweisen von Autonomie: Autonomie als Eigenschaft oder Autonomie als Prozess. Ein Vorschlag des Umgangs mit diesem Gegensatz geht in die Richtung, beide Auffassungsweisen beim Reden und Sprechen von und über Autonomie im Auge zu behalten und bei Gelegenheit auf die Problematik der Bestimmung von Autonomie einzugehen.

Ein weiteres Problem stellt sich mit der Frage, ob und falls ja, wie dieses Wissen um diese (in diesem Fall zweifellos thematisierbaren) Fragen um Autonomie angewandt werden soll.

Strategien zum Umgang mit ethischen Befunden und ethischem Wissen

Die Frage mutet sonderbar und verdächtig an: Wie kann man eine Frage nach der richtigen Strategie des ethischen Einwandes stellen, wenn doch ein deutlicher Befund vorzuliegen scheint, dass ein offensichtliches moralisches Übel vorliegt? Bedarf es noch eines taktisch wohlüberlegten Kalküls, damit die moralische Botschaft ihren Adressaten erreicht? Genügt es nicht, seiner situativ aufgestauten Empörung freien Lauf zu lassen und spontan moralisch zu intervenieren?

Lösen wir uns einen Moment lang von dieser Pflegesituation am Krankenbett und blenden über in den Bereich der seit Jahrhunderten unternommenen Versuche, Moral so zu lehren, dass nachhaltig ein gutes Verhalten oder sogar ein gutes Handeln möglich werde.

Moralische Erziehung lief und läuft am einfachsten durch Androhung oder Ausübung von Sanktionen. Der übermäßige Teil straffällig gewordener Personen bleibt bei einem einzigen geahndeten Rechtsübertritt und nur ein ganz kleiner Teil gehört zu den notorischen Straftätern, die wiederholt straffällig werden. Drohungen sind solange wirksam, als den zu Maßregelnden auch ein sozialer Kontext umgibt, der ähnlich vorbildlich handelt. In einem solchen Kontext treten auch ab und zu abschreckende Beispielfälle auf, die die schädigenden Konsequenzen der moralischen Behauptung verifizieren und rechtfertigen. So fällt es beispielsweise Patienten mit Alkoholabusus innerhalb eines abgegrenzten sozialen Umfeldes voller Vorbilder leicht(er), sich den anzueignenden moralischen Forderungen anzupassen und danach zu leben.

Problematischer wird es allerdings, wenn sich ein Mensch in verschiedenen Kontexten zugleich aufhält. Jeder Kontext liefert von den anderen divergierende moralische Regeln oder ethische Begründungsprinzipien, die im Anwendungsfall zu sich ausschließenden Handlungsanweisungen führen. Soll etwa alten Menschen auf Station, die sich weigern, gewaschen zu werden, im Sinne einer »Patientenautonomie« oder »Würde der Person« stattgegeben werden – oder soll das ethische Leitbild der Pflegeeinrichtung, dass alles unternommen wird, um für das Wohl der Patienten zu sorgen, herangezogen werden, um ein tägliches Waschen gegen den Willen des Patienten zu legitimieren? Welche Bedingungen und Voraussetzungen müssen gegeben sein, damit ein moralisch-ethisches Intervenieren überhaupt angebracht ist?

In verschiedenen ethischen Ansätzen geraten die Konzeptionisten dieser Ansätze bei dieser Frage in Schwierigkeiten. *Aristoteles* setzt – wenn sich denn eine Art moralischer praktischer Vernunft allmählich entwickelt hat und moralisch gutes Handeln nicht mehr länger nur auf ein Befolgen moralisch guter Regeln abgestützt wird – auf eine Art situatives Erfassenkönnen der Problemlage. *Nietzsche* gründet seine Wertentstehungserklärung auf das Vorliegen einer Empörung. Regeldeontologen oder Regelutilitaristen setzen auf das Befolgen bestimmter guter Regeln, die in sich gut sind oder sich bewährt haben. Handlungsdeontologen oder Handlungsutilitaristen setzen wiederum auf ein situatives Erfassenkönnen entweder der gerade situativ angesagten Prinzipien oder der angemessenen und erfolgversprechendsten Handlungen.

Diese Liste ließe sich hier noch problemlos um mindestens zwei Dutzend zumindest halbplausible Erklärungsversuche erweitern (vgl. *Bremer* 2004). Sie provoziert aber gerade die Anschlussfrage nach dem »guten« Umgang mit dieser Vielfalt. Soll man sie a) selektionieren? b) tolerieren? c) hierarchisieren? d) ignorieren? e) alles tun, je nach Situation? f) weder noch tun? g) weiterwursteln? h) sich dieser Frage stets neu stellen? i) dogmatisieren? j) ...?

Ich schlage vor, diese Frage in aktiver Weise offen zu halten. Im Pflegealltag gilt es, Diskursangebotssignale auszusenden, die zum Gespräch einladen können. Reagiert der Kontext, so kann die Rede z. B. auf Autonomie und das Problem ihrer Bestimmung gebracht werden. Hilfreich ist dabei die Deklaration, wie und in welchem Sinne der gerade verwendete Begriff der Autonomie gebraucht wird: *»Ja, wenn Sie »Autonomie« so auffassen, dass... dann...«* oder *»Geht man davon aus, dass »Autonomie« als ... aufgefasst wird, dann...«*.

Solche mit Diskursangebotssignalen versehenen Antworten sondieren zugleich mehreres: Wir wissen zunächst in der Regel gar nicht, ob unser Kontext diskurswillig oder diskursfähig ist. Reagiert der Kontext, so wird sich schnell eine differenzierte Diskussion einstellen, wenn erstens die Perspektive der gerade verwendeten Autonomiebegrifflichkeiten angedeutet wird und zweitens sogar der dahinter liegende Problemhintergrund. Gelingt es, den Diskurs so weit zu führen, dass die Beteiligten ein gerade zu Grunde liegendes offenes Grundproblem erfassen, so kann es zu einem entlastenden und versichernden Solidarisierungseffekt kommen, der sich aus der Erkenntnis des bislang ungelösten und offenen Grundproblems erhebt. Dieser als Sicherheit in der Unsicherheit erfahrbare Moment setzt natürlich erstens ein fundiertes Wissen um die Bestimmbarkeit der Grenzen von »Autonomie« voraus, zweitens eine Rede- und Problematisierungskompetenz, die das führen gelingender Gespräche ermöglicht und drittens eine Offenheit der anzusprechenden Personen im Kontext voraus.

Literatur

Bremer, D.: Philosophische Gespräche für Alzheimerpatienten und Angehörige – Ein Pilotprojekt. In: Printernet. Wissenschaftliche Fachzeitschrift für die Pflege Nr. 9, September 2004, S. 473–482.

Bremer, D.: Ethische Kommissionen und Komitees. Skript zur Vorlesung an der KFH Freiburg i. Brsg. für Studierende des Pflegemanagements und der Pflegepädagogik im 6. Semester. Zürich 2004.

Bremer, D.: Macht und Ohnmacht im Gespräch. Vortrag am Ethikforum für Ärzte und Pflegende vom 6. Oktober 2003 in der Klinik für Akutgeriatrie am Stadtspital Waid. In: ders. Ethische Kommissionen und Komitees. Skript zur Vorlesung an der KFH Freiburg i. Brsg. für Studierende des Pflegemanagements und der Pflegepädagogik im 6. Semester. Zürich 2004.

Hans, J.: Macht und Ohnmacht der Subjektivität. Das Leib-Seele-Problem im Vorfeld des Prinzips Verantwortung. Frankfurt a. M. 1983.

MacIntyre, A.: Die Anerkennung der Abhängigkeit. Über menschliche Tugenden. Hamburg 2001.

Whitehead, A. N.: Prozess und Realität. Entwurf einer Kosmologie. Frankfurt a. M. 1995.

3.1.4 Autonomie in der Medizin und Pflegewissenschaft

In der Medizin und der Pflegewissenschaft gibt es vorwiegend zwei Arten, wie die Autonomie von Patienten und Bewohnern verstanden wird. Einerseits wird eher der kognitive Bereich im Sinne von Entscheidungsfähigkeit oder Wahlfreiheit betont. Dabei geht es vor allem um die Fähigkeit der Patienten bzw. Bewohner, Entscheidungen selbstständig treffen zu können. Demgegenüber steht oft ein handlungsorientiertes Verständnis von Autonomie, das die Selbstständigkeit bzw. Unabhängigkeit von der Hilfe anderer in den Mittelpunkt rückt (vgl. *Seidl et al.* 2000:45f.).

3.1.5 Wahlmöglichkeiten als Voraussetzung für Autonomie

Eigene Entscheidungen treffen zu können bzw. über gewisse Wahlmöglichkeiten zu verfügen, wird von vielen Autoren als ein grundlegender Parameter für das Vorhandensein von Autonomie verstanden. So zeigen z. B. Untersuchungen von *Kruse, Kröhn et al.* (1992), dass viele Heimbewohner ihren Heimalltag auf Grund vielfältiger Reglementierungen (feste Sitzordnungen, fehlende Haustürschlüssel etc.) als belastend empfinden. Diese Gefühle der Reglementierung nehmen dann ab, wenn das Heim gewisse Wahlmöglichkeiten für die Bewohner anbietet (vgl. *Lehr* 2000:313). So sehen auch *Schopp et al.* das Vorhandensein von Wahlmöglichkeiten und adäquate Informationen als eine Grundvoraussetzung für Patienten, damit diese selbstbestimmte Entscheidungen treffen können (vgl. *Schopp et al.* 2001:30).

3.1.5.1 Autonomie in Abgrenzung von dem Begriff Selbstständigkeit

Autonomie sollte nicht mit Selbstständigkeit verwechselt werden. Sieht man Autonomie vorwiegend als Selbstbestimmung im Sinne von Entscheidungsspielräumen, zielt Selbstständigkeit im Gegensatz dazu auf *»... die Fähigkeit eines Menschen, sein Leben aus eigener Kraft so führen zu können, daß er die Hilfe und Unterstützung durch andere nicht regelmäßig bedarf«* (*Fenchel; Brandenburg* 1999:25). *Heinemann-Knoch et al.* beschreiben das so: *»Selbstständigkeit ist definiert durch vorhandene Fähigkeiten in spezifischen Lebensbereichen. Von Interesse ist, inwieweit Fähigkeiten vollständig erhalten sind, bzw. welche Beeinträchtigungen dabei festzustellen sind und auf welche Weise Hilfen und Hilfsmittel (Ressourcen) organisiert werden können«* (1998:20). So verstanden kann auch ein unselbstständiger Mensch autonom, d. h. selbstbestimmt handeln.

3.1.5.2 Autonomie in Abgrenzung von dem Begriff Kompetenz

Autonomie ist auch von dem Begriff der Kompetenz abzugrenzen. Der Begriff Kompetenz basiert, so *Brandenburg*, »*… auf einem anthropologischen Grundmotiv, nach dem menschlichem Handeln primär das Bestreben zu Grunde liegt, sich als »kompetent« zu erleben, d. h. »etwas bewirken zu können«, um gestaltend und aktiv in die Umwelt eingreifen zu können*« (1996:11). Autonomie kann also als wichtige Voraussetzung für eine »kompetente Lebensgestaltung« angesehen werden.

4 Autonomieförderung durch Pflegende in der Langzeitpflege?![10]

Hermann Brandenburg

Kurzüberblick

Der folgende Beitrag beschäftigt sich mit den Möglichkeiten und Grenzen der Autonomieförderung durch Pflegende. Dabei wird auf ethische Dilemmata fokussiert, die insbesondere in Krankenhäusern und Pflegeheimen zum Alltag gehören. Theoretischer Hintergrund ist das Modell des amerikanischen Gerontologen *Collopy* (1988), das auch in pflegewissenschaftlichen Untersuchungen genutzt wurde. Der Text kann als Plädoyer für einen spezifischen Autonomiebegriff gelesen werden, welcher den Alltag und die konkreten Lebensbedingungen alter Menschen in Institutionen berücksichtigt.

Fragen der Autonomie im Sinne der Selbstbestimmung, Wahlfreiheit und Entscheidungsfreiheit von Patienten und Bewohnern sind für die Pflege von zentraler Bedeutung. Professionelle Entscheidungen werden in der Abwägung eigener fachlicher Standards, ethischer Vorgaben des Berufs sowie des direkt oder indirekt geäußerten Wunsch des Betroffenen gefällt. Hierzu ist eine dialogische Kompetenz erforderlich, die die konkreten Bedingungen des Einzelfalls berücksichtigt. Dies gilt insbesondere in Grenzsituationen, wo fachliche Kriterien allein für eine Entscheidung nicht mehr ausreichen.

4.1 Die Bedeutung der Autonomie in Institutionen der Langzeitpflege

Warum ist überhaupt die Förderung von Autonomie in Alten- und Pflegeheimen ein relevantes Anliegen? Diese Frage muss ernsthaft gestellt und auch beantwortet werden. Es geht mir hier vor allem um Zusammenhänge zwischen Autonomie, Wohlbefinden und Zufriedenheit.

Insgesamt muss vor verallgemeinernden Aussagen gewarnt werden. Die Befunde sollten differenziert betrachtet werden. Sie verweisen auf verschiedene Optionen des Lebens im Heim. In diesem Zusammenhang kommt der Eigenverantwortung, Kontrolle und Mitwirkung von Bewohnern eine entscheidende Rolle zu. Dazu sei eine mittlerweile »klassische« Studie zitiert.

---

[10] Überarbeitete Fassung eines Vortrags im Rahmen des Münchener Pflegekongress vom 16. Oktober 2004.

In einer Untersuchung von *Langer* und *Rodin* (1976) wurden im Rahmen eines Feldexperiments zwei Gruppen in einer stationären Einrichtung gebildet. Es handelte sich um neu aufgenommene Bewohnerinnen und Bewohner. In der Experimentalgruppe wurde die Eigenverantwortlichkeit, Mitbestimmung und Wahlfreiheit bewusst gefördert und unterstützt. Die alten Menschen wurden dazu angeregt, sich am Heimleben aktiv zu beteiligen, Verantwortung für die Blumenpflege zu übernehmen oder über das Kultur- und Freizeitprogramm mit zu entscheiden. In der Kontrollgruppe wurde eher die Verantwortung des Personals für die Bewohner als deren Eigenständigkeit und Mitwirkung betont. Die Befunde waren erstaunlich: »*Questionaire ratings and behavioral measures showed a significant improvement for the experimental group over the comparison group on alertness, active participation, and a general sense of well-beeing*« (*Langer, Rodin* 1976:191).

Unabhängig von der Frage der methodischen Qualität der Studie und der Bestätigung der Ergebnisse im Rahmen von längsschnittlichen Designs verweist das zentrale Ergebnis der Studie auf die grundlegende Bedeutung von »Kontrolle« für das psychosoziale Wohlbefinden von alten Menschen. Allgemein kann man feststellen, dass in jenen Heimen, in denen der »Anregungsgehalt« hoch und ein abwechslungsreicher Tagesablauf gewährleistet ist und darüber hinaus Bewohnern das Gefühl vermittelt wurde, »gebraucht zu werden«, negative Institutionalisierungseffekte am geringsten ausgeprägt sind.

4.2 Collopy's Konzept der »Autonomie in Langzeiteinrichtungen«[11]

Nach der Darlegung der Relevanzfrage soll nun das Konzept des amerikanischen Gerontologen *Collopy* (1988) vorgestellt werden. Er versucht anhand von sechs Polaritäten des Autonomiebegriffs Risiken und mögliche Korrektive der Autonomie im Alter – vor allem bezogen auf Langzeiteinrichtungen – herauszuarbeiten.

Tabelle 1: Polaritäten von Autonomie nach Collopy.

• Entscheidungsautonomie versus Ausführungsautonomie
• Direkte versus delegierte Autonomie
• Kompetente versus nichtkompetente Autonomie
• Authentische versus nichtauthentische Autonomie
• Unmittelbare versus längerfristige Autonomie
• Negative versus positive Autonomie

11 Für eine ausführliche Fassung des Konzepts von Collopy siehe Brandenburg (2002)

Ich möchte mich im Folgenden auf drei Aspekte konzentrieren:

4.2.1 Kompetente und inkompetente Autonomie

Kompetente Autonomie beinhaltet zweckgerichtete, informierte und rationale Entscheidungen. Im Gegensatz dazu meint untaugliche, unfähige oder inkompetente Autonomie (der Begriff ist sicher unglücklich gewählt!) scheinbar oder real inkohärente, missverständliche und unvernünftige Urteile. Es mag zunächst merkwürdig erscheinen, wie man autonome Entscheidungen nach diesem Kriterium differenzieren kann. Ein Bezug zu Frau Gnädig in folgender Situation illustriert die Unterscheidung in kompetente und inkompetente Autonomie.

Frau Gnädig, 93 Jahre alt, lebt seit 14 Jahren im Pflegeheim. Sie hatte vor kurzem eine Tumoroperation. Die Rekonvaleszenzphase gestaltet sich problematisch, schmerzvoll und belastender als erwartet. Die Chemotherapie ist verbunden mit massiver Übelkeit, Erbrechen und dadurch bedingten Schwächeanfällen. Frau Gnädig verweigert die weitere Therapie und sagt ihrem Arzt: »*Das macht vielleicht Sinn für jüngere Leute, für mich nicht mehr.*« Ein Sohn von Frau Gnädig hält diese Entscheidung für tragisch und unvernünftig. Er ist verzweifelt und verlangt vom Arzt, seine Mutter davon zu überzeugen, die Therapie fortzusetzen. Der Arzt schließlich veranlasst eine psychiatrische Konsultation für Frau Gnädig.

Interessant ist zunächst, dass die Verweigerung der Therapie (wir könnten das auch auf ein Pflegebeispiel übertragen) dazu führt, dass die Grundlagen der Entscheidung der betroffenen Person in Frage gestellt werden. In Bezug auf die ältere Dame wird vom Sohn Inkompetenz und Unvernunft ihrer Entscheidung angenommen. Auf Institutionen übertragen bedeutet dies, dass bei unpopulären, unzweckmäßigen und die Routinen der Einrichtung störenden Entscheidungen häufig die Entscheidungskompetenz der Person problematisiert wird. Die Präferenzen der Verantwortlichen werden quasi eigengesetzlich zur Geltung gebracht. Damit wird die Selbstbestimmung und Wahlfreiheit des alten Menschen eingeschränkt oder unmöglich gemacht. Umgekehrt – und da wird die ethische Problematik deutlich – können unsinnige oder das Leben des alten Menschen gefährdende Entscheidungen nicht einfach unter die Rubrik von Autonomie subsumiert werden und als Freibrief für ärztliches oder pflegerisches Nichtstun verstanden werden. Unter ethischen Aspekten betrachtet, muss eine globale und/oder oberflächliche Beurteilung der Kompetenz Älterer vermieden werden. Inkompetenz kann erst dann angenommen werden, wenn auf Grund objektiver Assessments Informationen über körperliche, soziale und psychologische Faktoren angemessen erfasst sind. Dann ist eine bessere Grundlage dafür vorhanden, einschätzen zu können, wann und unter welchen Bedingungen etwa kognitive Veränderungen zu Gedächtniseinschränkungen und zu damit verbundenen Fehlurteilen führen. Dies kann dann als Signal für ärztlich-pflegerische Interventionen angesehen werden. Darüber hinaus muss der Respekt vor der Autonomie Älterer auch beinhalten, dass das eigene Verständnis von Kompetenz, Rationalität und Kohärenz gegenüber den Normen Älterer zurückgestellt wird.

4.2.2 Authentische versus nichtauthentische Autonomie

Authentische Autonomie meint Entscheidungen, die in Übereinstimmung mit der Persönlichkeit, den Werten und der Lebensgeschichte des Betroffenen getroffen werden. Nichtauthentische Autonomie bezieht sich auf Entscheidungen, die mit dem Charakter und dem Selbstverständnis der Person unvereinbar sind. Wenn beispielsweise ein aktiver, sozial orientierter Patient oder Bewohner plötzlich den ganzen Tag im Zimmer verbringt und Kontakte vermeidet, so kann dies einer zufälligen Laune der Person entsprechen, es kann aber auch ein erstes Zeichen für eine beginnende Depression sein. Stellen wir uns dazu Frau Eisele vor, die sich vor einigen Jahren in folgender Situation befand:

Frau Eisele, 72 Jahre alt, leidet an Parkinson. Sie war immer ein sehr aktiver, unabhängiger und dem Leben zugewandter Mensch. Vor einem Jahr ist der Mann von Frau Eisele verstorben und sie lebt nun bei ihrer Tochter und ihrer Familie. Zu diesen Personen hat sie eine positive Beziehung. Aber sie hat zunehmend das Gefühl, dass sie ihren Verwandten zur Last fällt. Nach einigem Hin und Her erzählt Frau Eisele ihrer Tochter, dass sie sich entschieden habe, ihr Haus zu verkaufen und ihr Geldvermögen auf sie zu übertragen. Sie sei entschlossen, in Kürze in ein Pflegeheim zu ziehen. Die Tochter ist entsetzt und protestiert. Aber Frau Eisele berichtet, dass ihr Vorhaben wohl überlegt und ihr Plan durchkalkuliert sei. Dem stimmt die Tochter zwar zu, kann die Entscheidung aber nicht akzeptieren. Aus ihrer Sicht ist dieser Plan nichts anderes als eine furchtbare Selbstverletzung und Selbstaufgabe dieser stolzen und unabhängigen Frau. Sie kann sich nicht vorstellen, dass ihre Mutter in einem Pflegeheim wohnen wird. »*Sie ist es nicht wirklich*«, sagt sie zu sich selbst.

Ob und inwieweit in diesem Fall interveniert wird, hängt u. a. davon ab, wie die Situation eingeschätzt wird. Die Tochter sieht offenbar die Entscheidung ihrer Mutter als nichtauthentisch an. Sie sieht einen Widerspruch zwischen der Lebensgeschichte, den bisherigen Verhaltensweisen der älteren Frau und ihrer aktuellen Entscheidung für das Pflegeheim. Ethische Risiken können in jedem Fall entstehen, ob der Plan von Frau Eisele nun akzeptiert wird oder ob interveniert wird. In dem einen Fall wird möglicherweise einem Heimeinzug zugestimmt, den die Person vielleicht nach einigen Wochen oder Monaten bereut. Dann ist aber die Situation kaum mehr rückgängig zu machen. In dem anderen Fall wird gegen den ausdrücklichen Wunsch der Mutter opponiert und ihre Entscheidung grundsätzlich als nicht authentisch angezweifelt. Bevor allerdings eine Entscheidung als nichtauthentisch in Frage gestellt wird, sollten die persönliche Sichtweise der Person und ihre sich verändernden Lebensumstände beachtet werden. Diese können durchaus zu einem Wechsel von Zielen und Wertvorstellungen bei alten Menschen führen, die sich auf Entscheidungen auswirken können. In der Konsequenz – und dies gilt gerade für Institutionen – ist also mindestens die Kenntnis biografischer Daten und Wertpräferenzen der Person erforderlich. Weiterhin muss – ähnlich wie bei inkompetenten Entscheidungen – das eigene Rationalitätsverständnis gegenüber den Werten Älterer problematisiert werden.

4.2.3 Unmittelbare und längerfristige Autonomie

In der unmittelbaren Autonomie geht es um aktuelle Entscheidungen in einer konkreten Situation, während längerfristige Autonomie sich auf zukünftige Wahlmöglichkeiten bezieht. Auch hier ist die Wortwahl nicht sehr glücklich, denn idealer weise sollte auch hier eine Balance möglich sein. Machen wir uns dies wieder an einer Situation mit Frau Gnädig deutlich, als sie vor Jahren einen Schlaganfall erlitten hat:

Frau Gnädig befindet sich nach einem erlittenen Schlaganfall vor fünf Wochen auf dem Weg der Besserung. Nach der Akutversorgung im Krankenhaus wird sie nun in einer Rehabilitationsklinik weiter behandelt. Sie muss bestimmte körperliche Übungen machen und wird dazu vom Physiotherapeuten gezielt angeleitet. Ihre Mitarbeit ist jedoch eher sporadisch, sie erscheint nicht immer zu den Terminen, führt auch eigenständig wenig Übungen selbst durch. Sie wird wiederholt auf die Wichtigkeit der Kooperation hingewiesen. Der Physiotherapeut argumentiert folgendermaßen: »*Wenn Sie nicht regelmäßig an den Übungen teilnehmen, dann wird Ihre körperliche Funktionsfähigkeit abnehmen und in wenigen Wochen müssen Sie wieder ins Krankenhaus.*«

Das Argument verweist damit auf die Gefährdung der zukünftigen Autonomie durch die aktuelle Prioritätensetzung der Patientin. Streng genommen ist aber nicht die zukünftige Autonomie bedroht, sondern vielmehr die Selbstständigkeit der Patientin. Deren Verlust kann jedoch mit erheblichen Auswirkungen auf die Autonomie in Verbindung gebracht werden. In der Konsequenz kann es, ethisch betrachtet, immer nur eine Abwägung zwischen Gegenwarts- und Zukunftsbezug der Autonomie geben. Wenn Autonomie ausschließlich unter Gegenwartsbezügen von der Person definiert werden, dann geraten zukünftige Gefährdungen aus dem Blickfeld; umgekehrt können aber auch nicht alle Entscheidungen unter dem Aspekt der Langzeitperspektive getroffen werden, denn dies würde die Preisgabe der auf die aktuelle Situation bezogenen Bedürfnisse, Wünsche und Wertvorstellungen bedeuten.

Für die Pflege und Versorgung älterer Menschen ist besonders zu beachten, dass diese aus ihrer Perspektive häufig der zukünftigen Autonomie eine sekundäre Stellung einräumen. Die Veränderung dieser Perspektive ist eine grundlegende Herausforderung jeder Institution, denn sie rührt an die Frage der Lebensqualität, die hier jedoch ausgeklammert werden muss.

Mit den sechs Polaritäten konnte *Collopy* deutlich herausstellen, wie komplex und differenziert Autonomie von alten und pflegebedürftigen Menschen betrachtet werden muss. Sie ist nicht nur abhängig von den beteiligten Personen sondern auch von der konkreten Situation und deren Kontext. Wie sieht nun die direkt auf Personen bezogene Frage nach Autonomie aus, wenn sie um die Frage nach der Autonomie in Institutionen der Altenpflege erweitert wird?

5 Autonomie im Kontext von Alten- und Pflegeheimen

Die Notwendigkeit eines spezifischen Begriffs der Autonomie für die Langzeitpflege

Autonomie scheint für viele Menschen im Alter so etwas wie ein »Wohlfühlfaktor« zu sein. Neben dem Akzeptieren seiner selbst, der Bildung positiver Beziehungen, der Beherrschung der Umgebung und dem Gefühl, ein Ziel im Leben zu haben, ist Autonomie ein wichtiger Parameter für das Wohlbefinden im Alter (*Lehr* zit. in: *Ryff, Essex* 2000:66).

Im Folgenden werden verschiedene Ansätze und Forschungsergebnisse vorgestellt, die sich direkt oder indirekt mit der Thematik der Autonomie im Alten- und Pflegeheim auseinander setzen.

> Der klassische Begriff von Autonomie wird aus der Tradition des Liberalismus mit »Selbstbestimmung« übersetzt. Es geht darum, das eigene Leben zu kontrollieren, positive wie negative Entscheidungen die eigene Person betreffend beeinflussen zu können. Sich autonom zu verhalten bedeutet im Grunde eine unabhängige und von äußeren Einflüssen freie Entscheidung treffen zu können. Dahinter steht die Annahme eines rationalen Subjekts, das seine eigenen Präferenzen kennt und diese auch durchsetzen kann. Die Person kann sich beispielsweise für oder gegen eine bestimmte Behandlung oder Pflegemaßnahme entscheiden.

Diese skizzierte Vorstellung von Autonomie kann als ein Ideal angesehen werden und sie ist für die konkrete Lebenssituation alter Menschen in Institutionen nur bedingt tauglich. Untersuchungen zur Autonomie im stationären Langzeitsektor, die aus den USA kommen, plädieren für ein kritisches und verändertes Verständnis von Autonomie (für einen Überblick vgl. *Brandenburg* 2002).

- Es wird darauf hingewiesen, dass das klassische liberale Autonomiekonzept auf Grund seiner atomistischen und rationalistischen Beschreibung von Autonomie die Lebensrealität alter Menschen in Institutionen ignoriert (vgl. *Agich* 1995, 2003; *Collopy* 1988, 1995; *Kane* 1991, 1995). Institutionen – und damit auch Einrichtungen der Langzeitpflege – sind im Grunde per Definition Eingriffe in die personale Autonomie und legitimieren sich durch einen bestimmten Unterstützungsauftrag. Im Rahmen pflegerischer Interventionen und der Organisation der Betreuung insgesamt wird in vielfältiger Weise, etwa durch rechtliche, institutionelle und organisatorische Regelungen, in die personale Autonomie, Selbstbestimmung und Wahlfreiheit eingegriffen. Die entscheidende Frage ist daher, ob und inwieweit diese Einflussnahme in der Langzeitpflege individuelle Wünsche und Prioritäten so weit zurückdrängt, dass sie nicht mehr realisierbar sind. Autonomiefördernd verhalten sich jene Heime, die alte Menschen an Entscheidungen beteiligen, sie dazu ermuntern, ihre eigenen Vorstellungen und Wünsche umzusetzen und Interaktionen untereinander und mit Verwandten und Freunden unterstützen.

- Weiterhin vernachlässigt das klassische Autonomiekonzept das hohe Ausmaß an Variabilität und Heterogenität bei alten Menschen, das sich auch bei Bewohnern von Pflegeeinrichtungen zeigt (für die Gerontologie: *Lehr* 2000; *Thomae* 1983; für die Pflegewissenschaft: *Corr, Corr* 1995; *Maas et al.* 2001). Alte Menschen unterscheiden sich im Hinblick auf ihren Gesundheitszustand, ihre Biografie und ihre aktuelle Interessenlage. Es ist daher nicht ohne Ironie, im Sinne eines abstrakten Autonomiekonzepts allen Bewohnern dieses Bedürfnis zu unterstellen und zu ignorieren, dass einige alte Menschen nicht nur die Durchführung, sondern auch die Entscheidung bezüglich relevanter Fragen ihrer alltäglichen Lebensgestaltung an andere Personen delegieren und damit auf Autonomie verzichten.
- Und schließlich legt das klassische Autonomiekonzept einen starken Akzent auf existenzielle Entscheidungen. Hier geht es grundsätzlich um die Vor- und Nachteile bestimmter Behandlungen, der Übersiedlung ins Heim etc. Diese Grundsatzentscheidungen, bei denen die Person ausreichend Zeit zur Reflexion hat, sind jedoch bei der Autonomiefrage in der täglichen Heimsituation sekundär. Wichtiger sind Alltagsentscheidungen (z. B. bezogen auf die Wahl der Kleidung, des Mitbewohners im Zimmer, der Teilnahme an sozialen Aktivitäten etc.), die in einem Mix von Zeitdruck der Mitarbeiter, Antipathien und Sympathien sowie eigenen Wünschen getroffen werden müssen. Und häufig sind es nicht die Bewohner selbst, die entscheiden, sondern es wird an ihrer Stelle entschieden.

5.1 Die totale Institution

Der Soziologe *Erving Goffman* bezeichnete Altenheime neben anderen sozialen Einrichtungen wie Gefängnisse oder geschlossene psychiatrische Einrichtungen als »totale Institutionen«. Eine so genannte totale Institution ist für ihn eine »*Wohn- und Arbeitsstätte einer Vielzahl ähnlich gestellter Individuen, die für längere Zeit von der übrigen Gesellschaft abgeschnitten sind und miteinander ein abgeschlossenes, formal reglementiertes Leben führen*« (1973:11). Nach *Goffman* werden die Bewohner solcher Institutionen durchweg fremdbestimmt. Die möglichen Folgen davon sind ein Verlust an Kontrolle, der Verlust der Privatsphäre und sogar der Verlust der eigenen Identität (vgl. *Lensing* 1999:31).

Koch-Straube (2003) fragt kritisch, ob das Konzept der totalen Institution tatsächlich auf Altenheime angewendet werden kann. Sie gibt zu bedenken, dass die Insassen so genannter totaler Institutionen normalerweise auf Grund von Zwangsmaßnahmen unfreiwillig dort leben. Die Bewohner von Alten- und Pflegeheimen wohnen aber freiwillig dort. Bei näherem Betrachten fällt jedoch auf, dass die meisten auf Grund fehlender Alternativen im Heim leben. Sie konstatiert: *»Die Freiwilligkeit des Aufenthaltes im Pflegeheim steht für die alten Menschen also auf einem sehr brüchigen Fundament«* (2003:344). Auch findet sie wichtige Charakteristika der totalen Institution im Alten- und Pflegeheim wieder: Soziale Beziehungen zu Menschen außerhalb des Heims sind eingeschränkt, der Alltag und auch die kleinsten und privatesten Dinge finden an ein und derselben Stelle im Beisein anderer Heiminsassen statt und zuletzt ist der (Arbeits-)Tag genau geplant und durch ein System von Regeln vorgeschrieben (vgl. *Koch-Straube* 2003:343ff.).

5.2 Möglichkeiten und Grenzen selbstständigen Lebens und Arbeitens in stationären Einrichtungen

Eine wichtige Grundlage für die Frage nach der Autonomie in Heimen stellt die so genannte MUGSLA-Studie dar. MUGSLA steht dabei für *»Möglichkeiten und Grenzen selbständigen Lebens und Arbeitens in stationären Einrichtungen«* (*Schneekloth, Müller 1998*). Im Rahmen derselben Studie untersuchten *Heinemann-Knoch et al.* (1998) institutionelle Einflussfaktoren auf die Selbstbestimmung und die individuelle Lebensführung von Heimbewohnern. Die Studie ging der Frage nach, wie in der Institution »Heim« Selbstständigkeit, Selbstbestimmung und die Individualität der Bewohner erhalten bzw. gefördert werden und wie die Belastungen für Bewohner und Pflegekräfte gemindert werden können. Um positive Beispiele für die Selbstständigkeitsförderung kennen zu lernen, wurden Heime gewählt, die als selbstständigkeitsfördernd galten. Zu erwähnen bleibt, dass in diesen Studien vorwiegend Pflegende befragt wurden.

Die Studien kommen zu dem Schluss, dass die Handlungsspielräume von Heimbewohnern eher gering einzuschätzen sind und fordern deshalb, dass *»Heime … sich mehr als bisher an den Wünschen und Bedürfnissen der Bewohner orientieren und diesen im Alltagsablauf mehr Handlungs- und Gestaltungsspielräume gewährleisten (*müssen*)«* (*Heinemann-Knoch et al.* 1999:5). Von Interesse ist jedoch auch folgender Aspekt, der die Situation von Pflegebedürftigen im Heim und von Pflegebedürftigen in häuslichen Settings vergleicht: *»Faßt man die Ergebnisse* *zusammen, so ergibt sich, daß in Abhängigkeit vom Pflegebedarf für die Mehrheit der Heimbewohner zumindestens ein großer Teil der Handlungsmöglichkeiten vorhanden ist, die sich in der Regel auch bei einer Unterbringung z. B. bei den eigenen Kindern ergeben ...« (Schneekloth, Müller* 1998:69*).*

5.3 Aus der Perspektive der älteren Menschen

5.3.1 Autonomie und informierte Zustimmung in der Pflege

Mit der Perspektive von älteren institutionalisierten Menschen setzten sich *Schopp et al.* (2001) im Rahmen der Studie (N= 95) *»Autonomie, Privatheit und die Umsetzung des Prinzips der ›informierten Zustimmung‹ im Zusammenhang mit pflegerischen Interventionen aus der Perspektive des älteren Menschen«* auseinander. Es wurden Patienten von Pflegeheimen und geriatrischen Klinken befragt. Die Studie war Teil des von der EU unterstützten BIOMED 2 Projekts *»Patient's autonomy and privacy in nursing interventions«*.

Unter Autonomie verstehen die Autoren *»die Entscheidungs- und Handlungsfreiheit des Menschen in der Gestalt des eigenen Lebens«* (*Davies* 1983; *Newman, Brown* 1998). Wo Willens- und Entscheidungsfreiheit vom Menschen voll und ganz genutzt werden und sie in einem Gleichgewicht mit der Willens- und Entscheidungsfreiheit von anderen sind, spricht man von einem autonomen Menschen (*Arend, Gastmans* 1996). Selbstbestimmte Entscheidungen bedingen adäquate Informationen (*McElmurry, Zabrocki* 1998) und Wahlmöglichkeiten. *(Schopp et al.* 2001:30*).*

Die Studie kam zu dem Ergebnis, dass die befragten Älteren nur wenig über Pflege- und Behandlungsmaßnahmen informiert wurden und kaum selbstbestimmte Entscheidungen treffen konnten. Interessant ist, dass es einen Zusammenhang zwischen dem Alter und der Informiertheit der Patienten gab. Am wenigsten Informationen erhielten die ältesten Patienten. Eine Einbuße ihrer Privatheit empfanden die Patienten vor allem in Ankleidesituationen und bei der Verrichtung von Ausscheidungen im Beisein anderer. Die in Einzelzimmer untergebrachten Patienten fühlten ihre Privatheit mehr respektiert als die in Mehrbettzimmer untergebrachten Patienten (vgl. ebd.:34).

Die Autoren kommen zu dem Schluss, dass *»Es ... anzunehmen [ist], dass ältere Menschen wegen Informationsdefiziten, durch ihren Hilfsbedarf und durch die festgelegten Organisationsstrukturen der Pflegeeinrichtungen eine passive Krankenrolle übernehmen«* (ebd.:29).

5.3.2 Lebensziele von Menschen im Altenheim

Eine interessante Studie führte *Thomas Lensing* (1999) in einer personell, konzeptionell und baulich weit entwickelten Einrichtung der Altenhilfe durch. Er ging der Frage nach, welche Lebensziele und Lebensperspektiven Menschen in einer stationären gerontologischen Einrichtung entwickeln. Dazu interviewte er acht Bewohner. Ein besonderes Augenmerk legte er dabei auf die Autonomie der Befragten. Er definiert Autonomie als die Möglichkeit *»Entscheidungen unabhängig und eigenständig treffen sowie das eigene Leben aktiv beeinflussen und selbstbestimmt gestalten zu können.«* (*Lensing* 1999:49).

Lensing konnte bei der Auswertung seiner Interviews aufzeigen, dass das Bedürfnis nach Autonomie und die Kompetenz zur Selbstbestimmung unbedingt im Kontext der Biografie der einzelnen Älteren zu sehen sind (vgl. ebd.:51).

Des Weiteren verdeutlicht diese Studie, dass für die Altenheimbewohner das Bedürfnis nach Sicherheit eine große Rolle spielt: *»Von großer Bedeutung scheint das Wechselspiel zwischen Autonomie und Sicherheit zur Befriedigung spezifischer Bedürfnisse zu sein* (vgl. *Wahl* 1991; *Wahl, Baltes* 1992). *Neben dem Grundbedürfnis nach Autonomie spielt vor dem Hintergrund realisierter Funktions- und Kompetenzeinbußen des betagten Menschen das Erleben von Sicherheit eine zunehmend bedeutende Rolle. (...) Der notwendige Hilfebedarf für das weitere Leben wird realisiert, und das Bedürfnis nach einer Sicherheit gewährenden Umgebung steht im Vordergrund. Offensichtlich ist dabei das Bedürfnis nach Sicherheit von größerer Bedeutung als das Verlangen nach umfassender Autonomie«* (ebd.:54).

5.4 Die Autonomie von Bewohnern aus Sicht des Personals

Mullins und *Hartley* (2002) nahmen das aus einer international vergleichenden Studie[12] gewonnene Datenmaterial für die Untersuchung *»Residents' Autonomy: Nursing Home Personnels' Perceptions«*. Ihre Ausgangsthese war, dass die Autonomie von Heimbewohnern durch die täglichen Pflegemaßnahmen häufig verletzt wird und das, obwohl sich das Pflegepersonal um eine qualitativ hohe Pflege bemüht.

[12] In der Studie wurden Pflegende stationärer Einrichtungen in Schweden (N = 189) und in den USA (N = 202) zur Autonomie älterer Patienten befragt.

Pflegende befinden sich oft in einem ethischen Konflikt: Einerseits wollen sie die Autonomie der Bewohner respektieren und andererseits die Standards der Pflege befolgen. Die Untersuchung fragte nach möglichen Einflussfaktoren für die Haltung von Pflegenden, die sie im Bezug auf die Respektierung der Patientenautonomie haben.

Autonomie wird als persönliche Freiheit, Privatsphäre, freie Entscheidungsmöglichkeit, Selbstbestimmung und Unabhängigkeit definiert. *»Generally, autonomy implies that an individual has control over decision-making, has direction over one's own life, and is free of any outside interference ...«* (*Mullins, Hartley* 2002:36). Dabei ist körperliche Unabhängigkeit nicht mit Autonomie gleich zu setzen; Autonomie bedeutet für die Autoren die Möglichkeit, in einem sozialen Umfeld zu handeln und frei zu entscheiden.

Die Studie kommt zu dem Schluss, dass der größte Einfluss auf die Haltung der Pflegenden ihr (sozioökonomischer) Hintergrund ist, wie z. B. ihre Bildung. Von großer Bedeutung ist auch das Qualifikationsniveau des Personals. Es stellte sich heraus, dass Hilfskräfte weniger in der Lage sind, die Autonomie von Patienten zu respektieren. Interessanterweise scheinen institutionelle Rahmenbedingungen keinen nennenswerten Einfluss zu haben.

6 Ein Forschungsprojekt zu Autonomie im Alter

Kurzüberblick

Ein an der Katholischen Fachhochschule in Freiburg durchgeführtes Forschungsprojekt zum Thema »Autonomie im Alter« wird vorgestellt. Es handelt sich um eine qualitative Studie, deren Ziel es war, auf die Autonomie von Heimbewohnerinnen bezogen auf das **Erleben** des **Alltags** einzugehen. Das methodische Vorgehen und der entwickelte Interviewleitfaden werden beleuchtet. Anschließend werden zentrale Ergebnisse vorgestellt und unter Bezugnahme weiterer Studien interpretiert und diskutiert.

6.1 Die Forschungsfrage

Anhand der oben vorgestellten Studien wird deutlich, dass das Thema Autonomie im Alter in Gerontologie und Pflegewissenschaft ein viel diskutiertes Thema ist. Dennoch wurde das Wahrnehmen und Erleben von pflegebedürftigen alten Menschen bezogen auf Einschränkungen in ihrer Alltagsgestaltung aus ihrer jeweiligen Perspektive bislang nicht zur Genüge erforscht. Auch beschränkten sich die Studien oft lediglich auf die Sichtweise der Pflegenden. Es wurde in diesem Forschungsprojekt versucht, diese Wissenslücke (insbesondere aus der Sicht der pflegebedürftigen Menschen) zum Teil zu schließen. In diesem Zusammenhang schien uns auch von Bedeutung, dass Pflegebedürftigkeit oft mit einer Abnahme der Mitbestimmungsmöglichkeit korreliert. Folglich ist die Autonomie von pflegebedürftigen Heimbewohnern gefährdet, muss aber nicht zwangsläufig verloren gehen. Nicht vergessen werden sollte die Tatsache, dass die Regeln und das Leben in der Institution Pflegeheim Einfluss auf die Autonomie der Bewohner nehmen können.

Unserer Meinung nach bestand deshalb Forschungsbedarf im Bereich des Erlebens von Autonomie aus Sicht der Bewohner. Uns ging es also primär nicht um die (mehr oder weniger autonomiefördernden institutionellen[13] und sonstigen) Rahmenbedingungen, denen die Älteren gegenüber stehen, sondern wie diese im Bezug auf die persönliche Autonomie erlebt und interpretiert werden.

---

[13] Wenngleich angemerkt werden muss, dass wir für die Erhebung der Daten ein Altenpflegeheim wählten, das diesbezüglich einen guten Ruf genießt.

Aus diesem Grund waren wir der Meinung, dass ältere Menschen in Altenpflegeheimen selbst danach befragt werden müssen, wie sie die Möglichkeiten zur aktiven Lebensgestaltung auf der Basis verschiedener Wahlmöglichkeiten im Sinne von Entscheidungsspielräumen und damit ihr Recht auf Selbstbestimmung bzw. Autonomie (= unsere Definition von Autonomie) in ihrem Alltag im Pflegeheim tatsächlich erleben.

Für unser Projekt leitete sich aus diesen Überlegungen folgende Forschungsfrage ab:
Wie erleben Bewohner von Altenpflegeheimen ihre Autonomie bezogen auf Entscheidungsspielräume in ihrer Alltagsgestaltung?

Im Folgenden werden die Begriffe »Erleben« und »Alltag« näher erläutert und das Autonomieverständnis der Forschungsgruppe dargelegt.

6.1.1 Der Begriff Erleben

Die Autorinnen *Zank* und *Baltes* zitieren Studien zur Lebenszufriedenheit alter Menschen, die zum Ergebnis kommen, dass 85 % der alten Menschen ihre Situation als zufrieden stellend erleben. Dies gilt sowohl für institutionalisierte als auch für nicht institutionalisierte alte Menschen. Die Autorinnen heben folgende Haupteinflussfaktoren für die Lebenszufriedenheit im Alter heraus: Die Gesundheit, soziale Beziehungen und Aktivität sowie Autonomie und Abhängigkeit (vgl. *Zank, Baltes* 1998:61).

Auch der »Vierte Bericht zur Lage der älteren Generation« weist auf einen wichtigen Aspekt hin: Die Perspektive von Betroffenen und die Perspektive Außenstehender kann stark differieren, deshalb wird dem Urteil der betroffenen Personen einen höheren Stellenwert eingeräumt als dem der Experten, die selbst nicht betroffen sind: *»Gerade in den Alternswissenschaften zeigt es sich immer wieder, dass sich die Lebensqualität aus der Perspektive des Individuums anders darstellt als aus der Perspektive Außenstehender: Fremd- und Selbstperspektive unterscheiden sich nicht selten bei der Beurteilung einer scheinbar identischen objektiven Situation (Filipp 2001). (...) Ein bedeutsames Argument für die Berücksichtigung subjektiver Urteile liegt in der Erkenntnis, dass die Definition eines »guten Lebens« durch die betroffenen Personen selbst – und weniger durch Außenstehende – vorgenommen werden sollte (Diener 2000). (...) Daher sollten weniger die Meinungen von Experten als vielmehr Urteile der betroffenen Personen selbst Grundlage für die Feststellung von Lebensqualität sein. Und auch mit Blick auf Handlungsoptionen kann darauf verwiesen werden, dass nicht alleine tat-*

sächliche Ressourcen und objektive Lebenslagen von Bedeutung sind als vielmehr die subjektiven Annahmen über das Maß an Kontrollmöglichkeiten.« (*Schwarzer, Born* 1995 zit. n. *BMFSFJ* 2002:71f.).

Auch *Lehr* beschäftigt sich mit dem Phänomen des Erlebens: »*Der kognitiven Theorie des Verhaltens gemäß ... bestimmt nicht die ›objektive Situation‹, sondern deren subjektive Wahrnehmung, Interpretation oder ›kognitive Repräsentanz‹ unser Verhalten ...«* (2000:140). Legt man diese Definition zu Grunde, sind nicht primär die Situationen, denen Heimbewohner gegenüber stehen von Bedeutung, sondern wie diese erlebt werden.

6.1.2 Der Begriff Alltag

Um das Erleben von Heimbewohnern am besten einzufangen, schien uns ein Blick auf ihren Alltag im Heim am lohnenswertesten. Wir wählten für den Begriff »Alltag« folgende Definition: Alltag bedeutet *»Gleichförmigkeit im Ablauf, Wiederkehr von Gleichem oder Ähnlichem in ähnlichen oder gleichen Abständen.«* (*Lehr, Thomae* 1996:9).

Im Rahmen unserer Forschungsfrage entschieden wir uns für die vier Dimensionen Körperpflege, Ernährung, Freizeit und Wohnumfeld, die unseres Erachtens einen Großteil der Alltagsgestaltung von Heimbewohnern abbilden und somit eine Vergleichbarkeit der Befragungsergebnisse ermöglichen sollten.

Ebenfalls um die Vergleichbarkeit zu gewährleisten entschieden wir uns dafür, Bewohner derselben Pflegestufe zu befragen. Wir einigten uns auf Bewohner der Pflegestufe 1 im Sinne des SGB XI, eine Demenz galt als Ausschlusskriterium. Daraus folgt, dass die Interviewpartner bei der **Körperpflege,** der **Ernährung** oder der Mobilität laut Definition der Pflegestufe 1 (»*Das sind Personen, die bei der Körperpflege, der Ernährung oder der Mobilität für wenigstens zwei Verrichtungen aus einem oder mehreren Bereichen mindestens einmal täglich der Hilfe bedürfen ...«* (*Bundesministerium für Gesundheit* 2000:18)) hilfebedürftig waren.

Der »Dritte Bericht zur Lage der älteren Generation« definiert u. a. die **Freizeitgestaltung** als einen Teil der Alltagskompetenz von Älteren, d. h., die Freizeit spielt eine nicht unerhebliche Rolle für den Alltag und das Alltagserleben. »*Unter alltagspraktischer Kompetenz werden jene Fähigkeiten verstanden, die für die Gestaltung des Alltags und für die Bewältigung einzelner Anforderungen im Alltag bedeutsam sind. Diese Fähigkeiten lassen sich unterteilen in die basale und die erweiterte Kompetenz. (...) Basale Kompetenz setzt sich aus Selbstpflegeaktivitäten und einfachen instrumentellen Aktivitäten (zum Beispiel Einkaufen oder Transportmittel nutzen) zusammen, erweiterte Kompetenz hingegen aus komplexen* *instrumentellen Aktivitäten (zum Beispiel Hausarbeit, Handwerken), aus sozialen Aktivitäten (Besuche machen, Besuche empfangen) und aus Freizeitaktivitäten (zum Beispiel Ausflüge machen, Sport treiben, ehrenamtlichen Tätigkeiten nachgehen, Theater oder Kino besuchen).«* (*BMFSFJ* 2001:57).

Für das Alltagserleben spielt das **Wohnen,** wie zum Beispiel das eigene Zimmer, eine große Rolle. Zu bedenken bleibt dabei, dass im Alten- und Pflegeheim der Arbeitsort der Pflegenden zugleich der Wohnraum der Pflegebedürftigen ist (vgl. *Heinemann-Knoch et al.* 1998:14), was sicherlich eine Einschränkung der Privatsphäre der Heimbewohner mit sich bringt.

6.2 Das Autonomie-Verständnis der Forschungsgruppe

Autonomie beinhaltet für uns ein sehr lebendiges Element der aktiven Lebensgestaltung auf der Basis verschiedener Wahlmöglichkeiten. Unter dieser Art von Selbstbestimmung verstehen wir die Möglichkeit, Entscheidungen innerhalb eines gewissen Spielraums treffen zu können (= Entscheidungsspielräume), d. h., die Wahlmöglichkeit ist nicht zwingend auf »ja« oder »nein« begrenzt. So gesehen ist Autonomie eine Rahmenbedingung, die dazu beiträgt, dass Patienten bzw. Bewohner mit Hilfe ihrer Kompetenzen und Ressourcen ihre Lebensziele erreichen können (vgl. *Lensing* 1999:49).

6.3 Forschungsdesign

6.3.1 Entwicklung des Interviewleitfadens

Anhand der von uns gewählten Definition von Autonomie wurde deutlich, dass es uns in unseren Interviews um die **subjektive Wahrnehmung** der Heimbewohnerinnen ging. Pflegebedürftige Menschen messen Informationen und Wahlmöglichkeiten, die im Altenheim gegeben und angeboten werden, große Bedeutung zu und sie äußern diesbezüglich Wünsche, in Entscheidungsprozesse einbezogen zu werden (vgl. *Cook* 1997:20ff.). Uns war es ein Anliegen, diese Aspekte aufzugreifen.

Um das subjektive Erleben der Bewohner von Altenpflegeheimen zu erfassen, wurden halbstrukturierte Interviews durchgeführt. Die Fragen orientierten sich an einer Schilderung des Alltags der Bewohnerinnen. Es erfolgte eine Anlehnung an die Methode der biografischen Exploration, die die subjektive Perspektive des Individuums erkennbar macht (*Minnemann* 1994:65). Diese Methode eignet sich dazu, Fakten zu eruieren und gleichzeitig herauszuarbeiten, wie Lebensereignisse und Anforderungen des Alltagslebens subjektiv wahrgenommen, bewertet und von der Person verarbeitet wurden (vgl. *Lehr* 2003).

6.3.1.1 Strukturierung des Interviewleitfadens

Es wurde eine Einteilung in Kategorien und Dimensionen vorgenommen. Autonomie ist an sich nicht sichtbar und wurde deshalb anhand der Kategorien »erlebter Grad an erhaltenen Informationen«, »erlebte Entscheidungsspielräume« und »erlebte Gefühle und Empfindungen (emotionale Tönung)« definiert. Diese Begriffe kristallisierten sich beim Versuch, Autonomie aus der Perspektive der alten und pflegebedürftigen Menschen zu operationalisieren, heraus.

6.3.1.2 Kategorien

Informationsgrad

Bei der Kategorie »Informationsgrad« wurde nach dem Spektrum an erhaltenen Informationen gefragt, z. B.: *»Welche Informationen wurden Ihnen gegeben?«*. Wichtig dabei war, in welchem Ausmaß die Informationen jeweils gegeben wurden.

Entscheidungsspielraum

Beim Entscheidungsspielraum wurde nach konkreten Wahlmöglichkeiten und nach der Wichtigkeit, die diesen Wahlmöglichkeiten zugesprochen wurde gefragt. *Cook* konnte nachweisen, dass Heimbewohner Informationen und Wahlmöglichkeiten, die im Altenheim gegeben und angeboten werden, große Bedeutung zumessen und sie den Wunsch haben, in Entscheidungsprozesse einbezogen zu werden (vgl. *Cook* 1997:20ff.).

Emotionale Tönung (Gefühle/Empfindungen)

Bei der **emotionalen Tönung** wurde die Art der geäußerten Gefühle und Empfindungen erfasst. Welches Ausmaß an Gefühlen, wie z. B. Angst, Befürchtungen, Hoffnungen schwingen in den konkreten Situationen mit? Welchen Bedeutungsgehalt haben diese Gefühle jeweils?

6.3.1.3 Zentrale Dimensionen

In den von uns durchgeführten Gesprächen ging es darum, das individuelle Erleben, »*die seelische Rezeption der Situation*«, zu erfassen (*Lehr* 1987:155). Dies sollte in einer Art und Weise geschehen, die es der Person ermöglichte, die für sie wichtigen Aspekte ihres Alltags in ihrer eigenen Sprache zu schildern.

Der Gesprächseinstieg über einen »ganz normalen Tag« im Heim erleichterte nicht nur beiden Gesprächspartnern den Beginn, sondern eröffnete den Einblick in vier elementare Bereiche (Dimensionen), wie Körperpflege, Ernährung, Wohnen und Freizeit, die den Alltag im Heim abbilden und maßgeblich bestimmen.

Körperpflege

Was ist nun unter Körperpflege zu verstehen? Unter Körperpflege ist die Aktivität des täglichen Lebens: »Sich waschen und kleiden« zu verstehen. Dies umfasst die Grundpflege, die ergänzende Körperpflege wie Nägel schneiden, kämmen, etc. sowie das tägliche Ankleiden. Die Körperpflege bei einem pflegeabhängigen Menschen dient nicht nur der Sauberkeit und der Hygiene, sondern sie fördert und unterstützt auch dessen seelisches Wohlbefinden. Nach *Heinemann-Knoch et al.* konnte beim Waschen und Ankleiden ein *»versorgendes Verhalten«* der Pflegekräfte beobachtet werden, das die Individualität und die Wünsche des einzelnen Menschen nicht ausreichend berücksichtigte (vgl. 1998:158ff.).

Interessant ist nun, in welchen Bereichen der Körperpflege der betagte Mensch sich seiner Autonomie beraubt fühlt und wo er das selbstständige Tun der Pflegekraft sowie die fixen Rahmenbedingungen begrüßt.

Ernährung

Unter Ernährung ist nicht nur die bloße Befriedigung des Hungergefühls zu verstehen, sondern wichtig für die Zufriedenheit ist auch der Grad der Autonomie bei der Auswahl und Zubereitung der Speisen, der selbstbestimmte Zeitpunkt und Ort der Nahrungsaufnahme und die Auswahl der Gesellschaft. Die Dimension Ernährung erfasst demnach die Bereiche der Nahrungszubereitung, der Nahrungsaufnahme und der Nahrungsauswahl.

Relevant ist diese Dimension in erster Linie durch die Tatsache, dass die Aufnahme von Nahrung ein Grundbedürfnis des Menschen ist und deshalb für jeden Menschen eine elementare Bedeutung hat. Der Bereich der Ernährung hat aber auch eine bedeutende soziale Komponente. Gerade in einem Pflegeheim, in dem es trotz des engen Zusammenlebens vieler Menschen unter einem Dach zu Vereinsamung, Reizarmut und Orientierungslosigkeit kommen kann, übernimmt das Essen eine wichtige soziale Aufgabe. Essen ist ein sinnliches Erlebnis. Es ist ein gesellschaftliches Ereignis und gibt Tagesstrukturen vor. Kontakte unter den Bewohnern von Pflegeheimen beschränken sich oft auf das Zusammensein bei den Mahlzeiten. Aus diesen Gründen hat das Essen für viele Pflegeheimbewohner eine wichtige soziale Bedeutung.

Untersuchungen im Rahmen der *BOLSA* (Bonner gerontologische Längsschnittstudien) haben ergeben, dass ein deutlicher Zusammenhang zwischen der Thematik Ernährung und der Zufriedenheit mit der allgemeinen Lebenssituation besteht (vgl. *Lehr* 2000:164). Die Thematik Ernährung umfasst dabei mehr als die bloße Befriedigung des Hungergefühles oder die sozialen Komponente. Wichtig für die Zufriedenheit ist auch der Grad der Autonomie bei der Auswahl und der

Zubereitung der Speisen, den Orten der Nahrungsaufnahme und der Auswahl der Gesellschaft. Ernährung als Grundbedürfnis des Menschen, als soziales Erlebnis und als bedeutender Einflussfaktor für das Wohlbefinden: Dies sind die Faktoren, die den Themenbereich Ernährung zu einer wichtigen Größe im Alltag eines Pflegeheimes machen.

Freizeit (Kultur, Bildung)

Was verstehen wir unter dem Begriff Freizeit? Die freie Zeit im Pflegeheim nimmt für viele Bewohner einen großen Stellenwert ein, denn sie wird von ihnen als eine zentrale Möglichkeit gesehen, sich zu erholen. Freizeit kann in gewissem Umfang unabhängig von den institutionellen Rahmenbedingungen selbst ausgefüllt werden – anders als bei der Körperpflege oder bei der Einnahme der Mahlzeiten. Selbstständige haben im Durchschnitt 2,7 Stunden, die über 60-Jährigen hingegen 6,3 Stunden »Freizeit« am Tag. Interessant ist zu erfahren, in welcher Weise diese Entscheidungsmöglichkeit genutzt wird – wie ältere Menschen im Pflegeheim ihre Freizeit verbringen.

Freizeit kann Langeweile hervorrufen oder einen dazu anregen, aktiv das Leben zu genießen. Wie die freie Zeit im Heim genutzt und wahrgenommen wird, hat einen entscheidenden Einfluss auf das gesamte Erleben von Menschen in Heimen.

Freizeitaktivitäten können einerseits durch die Tagesstrukturierung des Pflegeheimes fremdbestimmt organisiert werden, denn der Bewohner hat nur die Möglichkeit zu entscheiden, ob er daran teilnehmen will oder nicht (wie z. B. Bastelnachmittage, die gemeinsame Gymnastikstunde, Teestunden, etc). Freizeit kann andererseits von den Bewohnern selbst aktiv gestaltet werden. Hier ist an selbst organisierte Wanderungen, Besuche in der Stadt aber auch Internetsurfen etc. zu denken.

Wohnen (Privatsphäre, Zimmergestaltung)

Unter dem Begriff des Wohnens ist zu verstehen, dass der Bewohner sein vertrautes Wohnumfeld verlässt, private Gegenstände größtenteils zurücklassen und sich mit einer anderen Form der »Privatheit« arrangieren muss. Unter der Dimension Wohnen ist die Gestaltung des Wohnumfeldes und die Garantie einer individuellen und respektierten Privatheit zu verstehen.

Das Heim stellt für die Bewohnerinnen einen Ort dar, an dem sie ihren Lebensabend verbringen. Häufig sind sie durch Behinderungen an ihr Zimmer bzw. das nähere Umfeld gebunden. Heimeintritt bedeutet für den betagten Menschen, dass er sein vertrautes Wohnumfeld verlässt. Private Gegenstände können oft nur begrenzt mitgenommen werden. Die Privatheit im Heim ist eine andere als zu Hause.

Die MUGSLA-Studie stellt die Wichtigkeit von Einzelzimmern heraus. Denn nur in Einzelzimmern sind »*Selbstbestimmung, Individualität und Privatheit optimal zu respektieren und zu fördern*« (*Heinemann-Knoch* 1998:5). Zu einer würdevollen Lebensgestaltung gehören auch die Selbstbestimmung bei der Gestaltung des Wohnumfeldes und die Garantie einer Privatheit (vgl. *Schneekloth* 1998:65).

Reglementierungen im Heimalltag werden von den Bewohnern als belastend erlebt. Bsp.: fehlende Haustürschlüssel, Verbot von Besuch auf den Zimmern, Aufstellen von Kleinmöbeln (vgl. *Lehr* 2000:313).

Was ist unter der Dimension Wohnen zu verstehen? Die MUGSLA-Studie fasst unter dem Begriff Wohnen Folgendes zusammen:

- Möglichkeiten der Eigenmöblierung,
- Selbstbestimmung Ein- und Zweibettzimmer und bei der Zimmerbelegung,
- eigenes Telefon und eigener Haus- und Zimmertürschlüssel,
- Selbstbestimmung der Weck- und Schlafenszeiten,
- Besuchszeiten und Übernachtung von Besuchern,
- Halten von Haustieren

(vgl. *Schneekloth* 1998:65ff.; *Heinemann-Knoch* 1998:84ff.).

Die vorgestellten Kategorien (Informationsgrad, Entscheidungsspielraum und emotionale Tönung wurden den Kategorien Körperpflege, Ernährung, Freizeit und Wohnen zugeordnet und bildeten ein Raster für die Konstruktion des Interviewleitfadens.

Um die Verknüpfungen zwischen Kategorien und Dimensionen des Alltags zu verdeutlichen, werden drei Fragen aus dem Interviewleitfaden vorgestellt (vgl. Abbildung 2).

- Eine Frage aus der Kategorie Informationsgrad und der Dimension Freizeit lautete: »***Welche Möglichkeiten bietet Ihnen das Altenpflegeheim in der Gestaltung der Freizeit?***«
- Eine Frage leitete sich aus der Verknüpfung der Kategorie Entscheidungsspielraum mit der Dimension Wohnen ab: »***Konnten Sie Ihr Zimmer selbst einrichten?***«
- Eine Frage wurde aus der Kategorie emotionale Tönung und der Dimension Körperpflege gestellt: »***Werden bei der Körperpflege Ihre eigenen Wünsche mitberücksichtigt? Wie fühlen Sie sich dabei?***«

Der vollständige Interviewleitfaden ist im Anhang abgedruckt.

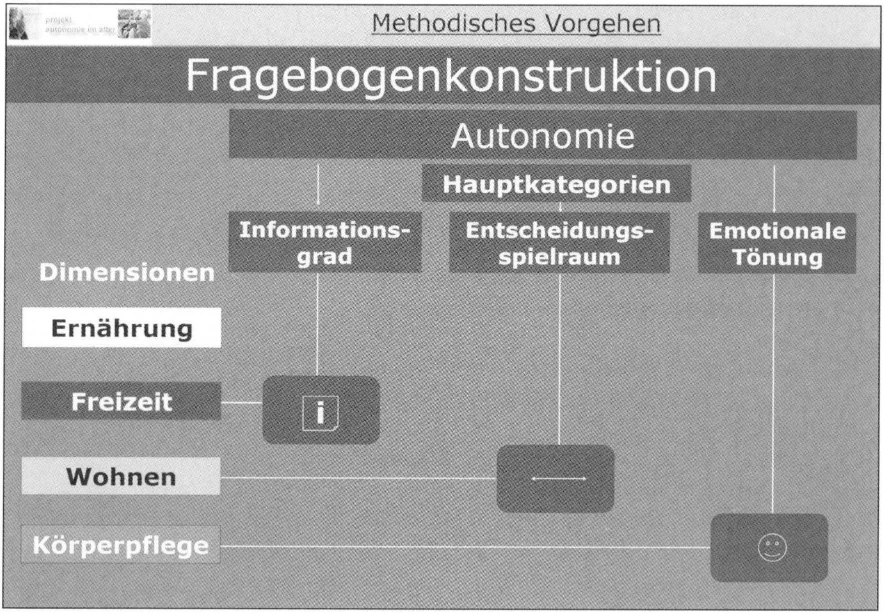

Abb. 2: Fragebogenkonstruktion

6.3.2 Vorstellung der Interviewpartnerinnen

Die Untersuchung fand in einem Altenpflegeheim in Baden-Württemberg statt, das nach Aussagen eines ehemals dort beschäftigten Pflegedienstleiters einen guten Ruf genießt. Folgende Auswahlkriterien wurden festgelegt:

- Die Bewohnerinnen sollten hilfs- und pflegebedürftig im Sinne der Pflegestufe I und II (vgl. SGB XI § 14 und 15) sein.
- Die Bewohnerinnen sollten zeitlich, örtlich, situativ und personenbezogen orientiert sein.
- Die Bewohnerinnen sollten freiwillig an der Befragung teilnehmen.

Nach einer Information der Bewohnerinnen des Pflegeheims über das Anliegen der Forschungsgruppe konnten letztlich sechs ältere Damen für die Teilnahme an den Interviews gewonnen werden.

Soziodemografische Daten der untersuchten Personengruppe wurden zu Alter, Familienstand, Dauer des Heimaufenthaltes, Beruf und sozialen Kontakten erhoben. Drei der Frauen waren zwischen 75 und 85 Jahre alt, eine war älter, zwei waren jünger. Drei der Frauen waren verwitwet, jeweils eine Frau war geschieden, ledig bzw. verheiratet. Die Dauer des Heimaufenthaltes erstreckte sich von weniger als einem Jahr (2) über ein bis zwei Jahre (1) bis zu über mehrere Jahre (3). Alle Interviewpartnerinnen waren in früheren Jahren berufstätig gewesen (eine Bankkauffrau, eine Friseurin, zwei Verkäuferinnen und zwei waren von Beruf Hauswirtschafterin) und hatten auch ein durchaus intaktes soziales Umfeld vorzuweisen. Sehr stabile Beziehungen und Kontakte zeigten zwei Frauen zu Geschwistern und Freunden auf. Eine Frau verbrachte regelmäßig ihre freie Zeit mit einer anderen Heimbewohnerin, die ihr eine gute Freundin geworden war.

6.4 Durchführung der Interviews

Pretest

Um den Interviewleitfaden vor der Hauptuntersuchung zu prüfen, nahmen wir einen Pretest vor. In dieser Voruntersuchung wurden zwei Bewohnerinnen aus zwei unterschiedlichen Altenpflegeheimen befragt. Die beiden Interviewpartnerinnen entsprachen den im Leitfaden genannten Eingrenzungskriterien. Die Interviews dauerten 30 und 50 Minuten. Beide Interviewpartnerinnen gaben ihr Einverständnis, das Gespräch auf Tonband aufzunehmen.

Ziel des Pretests war es, die im Vorfeld angestellten Überlegungen hinsichtlich der Intervieweinleitung, Interviewführung und der Verwendbarkeit von Orientierungsfragen, zu prüfen.

Es stellte sich heraus, dass die vorher festgelegte Zeit von 45 bis maximal 60 Minuten/Interview ausreichte, um alle Fragen ausführlich zu thematisieren, sodass wir brauchbare Ergebnisse erzielen konnten. Auch empfanden die befragten Personen die Interviewsituation als »angenehmes Gespräch« und nicht als ein »Ausfragen« über ihr früheres Leben oder über Missstände im Heim.

Durchführung

Die Explorationen wurden in den Zimmern der Bewohnerinnen oder in einem störungsfreien Aufenthaltsraum durchgeführt. In einem Treffen, einige Tage vor den Interviews, informierten wir die Bewohnerinnen im Altenpflegeheim über die Ziele und die Vorgehensweise des Forschungsprojektes. Wir sicherten eine vertrauliche Behandlung ihrer Daten und ihrer Aussagen zu.

Zu Beginn der Gespräche wurde noch einmal das Ziel der Studie erläutert. Mit Zustimmung der Bewohnerinnen wurden alle Gespräche auf Tonband aufgenommen. Die Dauer der Gespräche lag zwischen 45 und 60 Minuten.

Die Gespräche wurden jeweils nach der Einstiegsphase mit einer kurzen Schilderung des Lebenslaufes weitergeführt. Da die Analyse biografischen Materials nicht im Vordergrund stand, diente diese Phase des Gesprächs vorrangig der Schaffung einer vertrauten Atmosphäre und dem Bekunden von ehrlichem Interesse an den Erfahrungen und Empfindungen der älteren Menschen.

Anschließend wurden die Bewohnerinnen gebeten, einen »ganz normalen Tag« im Heim zu schildern. Diese Tagesablaufbeschreibung diente der Erfassung der Alltagstätigkeiten im Heim, wie z. B. Körperpflege, Ernährung, Wohnen und Freizeit, in Verbindung mit »informiert sein«, »entscheiden können« und das »emotionale Erleben« darüber (vgl. *Lehr, Thomae* 1987).

6.5 Analyse der Interviews

Die Interviews wurden auf Tonband aufgezeichnet und anschließend transkribiert. Die Forschungsgruppe hatte bereits im Vorfeld Transkriptionsregeln vereinbart:

- Jeder Interviewer transkribiert sein Gespräch wörtlich. Der Inhalt des Gesprächs stand im Vordergrund. »Äh« und ähnliches wurde weggelassen. In gleicher Weise blieben nonverbale Merkmale unberücksichtigt.
- Antworten, die inhaltlich nicht eindeutig der gestellten Frage zugeordnet werden konnten, wurden weggelassen, bzw. einer anderen Kategorie zugeordnet, wenn das inhaltlich möglich war.
- Aussagen zur allgemeinen Situation im Heim wurden gesondert transkribiert.

Die Vorgehensweise orientierte sich an der von *Mayring* beschriebenen Methodik der qualitativen Inhaltsanalyse (2003). Aus den wörtlich transkribierten Interviews wurden die inhaltstragenden Teile paraphrasiert, generalisiert und reduziert. An einem Beispiel soll unser Vorgehen verdeutlicht werden:

In der Kategorie »Entscheidungsspielraum«, Dimension »Freizeit« wurde die Frage gestellt:

»Können Sie selbst entscheiden, was Sie machen wollen und was Sie nicht machen wollen?«

***Transkription*:** »Ich werde jedes Mal gefragt, ob ich mit will, (...). Es ist meine Entscheidung, ob ich mitgehe oder nicht. (...) Ich kann sagen, heute Mittag ist es mir nicht danach, ich gehe nicht dazu, ich bleibe in meinem Zimmer, das kann ich machen.«
Paraphrasierung: Sie wird gefragt, ob sie an Freizeitaktivitäten teilnehmen möchte. Kann selbst bestimmen, ob sie daran teilnimmt.
Generalisierung: hat Wahlfreiheit

Das generalisierte und reduzierte Material wurde dem bestehenden Kategoriensystem neu zugeordnet.

»Eine deduktive Kategoriendefinition bestimmt das Auswertungsinstrument durch theoretische Vorüberlegungen. Aus Voruntersuchungen, aus dem bisherigen Forschungsstand (…) werden Kategorien in einem Operationalisierungsprozess auf das Material hin entwickelt« (*Mayring* 2003)

Zur Kontrolle und Nachvollziehbarkeit der Ergebnisse wurden folgende Gütekriterien festgelegt:

- Die Interviews wurden zu zweit durchgeführt (Vergleichbarkeit).
- 25 % des Interviewmaterials wurden kontrollparaphrasiert, dabei stimmten die Paraphrasierungen zu annähernd 90 % sinngemäß überein.
- Die Generalisierung des gesamten Materials wurde gemeinsam in der Forschungsgruppe vorgenommen.

6.6 Ausgewählte Ergebnisse

Die Gespräche mit den sechs Frauen im Pflegeheim eröffneten uns einen Einblick in die Lebens- und Erfahrungswelt der älteren Frauen. Bedauerlicherweise konnten nur die Interviewsequenzen mit in die Auswertung genommen werden, die einen Bezug zur Forschungsfrage aufwiesen. Dem gegenüber ist zu erwähnen, dass für uns in der Forschungsgruppe nicht nur das Interesse an Forschungsergebnissen im Mittelpunkt stand, sondern auch die Begegnung mit älteren Menschen in einem Pflegeheim. Deshalb suchten wir den Gesprächseinstieg über ihren Alltag und ihre Gedanken zu finden, obwohl wir wussten, dass diese Gesprächsinhalte in den Forschungsergebnissen nicht auftauchen würden.

6.6.1 Vorstellung der Ergebnisse

Kommen wir nun zu ausgewählten Ergebnissen des Forschungsprojekts: Die Befunde beziehen sich auf die Kategorien »erlebter Informationsgrad«, »erlebter Entscheidungsspielraum und die dabei empfundenen Gefühle«, also der emotionalen Tönung. Eine Differenzierung wird vorgenommen, indem die Kategorien jeweils auf die Dimensionen Körperpflege, Ernährung, Freizeit und Wohnen bezogen werden.

6.6.1.1 Erlebter Informationsgrad

Zur Frage nach dem Grad an erhaltenen Informationen konnten 16 der verwertbaren Aussagen als weit gehende bis vollständige Informiertheit geclustert werden. Jeweils drei Aussagen beschreiben eine teilweise Informiertheit bzw. eine geringe bis nicht vorhandene Informiertheit.

Auf den ersten Blick scheint anhand von Abbildung 3 deutlich zu werden, dass sich die Bewohnerinnen als überwiegend gut bis sehr gut informiert erlebten.

Bei der genaueren Betrachtung fällt jedoch auf, dass sie sich nur in den Dimensionen Freizeit und Wohnen als weit gehend bis vollständig informiert fühlten.

Deutlich wird das an den Äußerungen in Bezug auf die einzelnen Dimensionen.

Auf die Frage in Bezug auf die Dimension Körperpflege: »*Wird Ihnen gesagt, wann jemand kommt*?«, antwortete Frau Gnädig: »*Nein, von halb sieben ab gehen sie durch und tun die Einzelnen anziehen und dann kommt irgendwann einmal, vielleicht um viertel nach sieben oder um halb acht oder so, kommt eins und hilft mir*«.

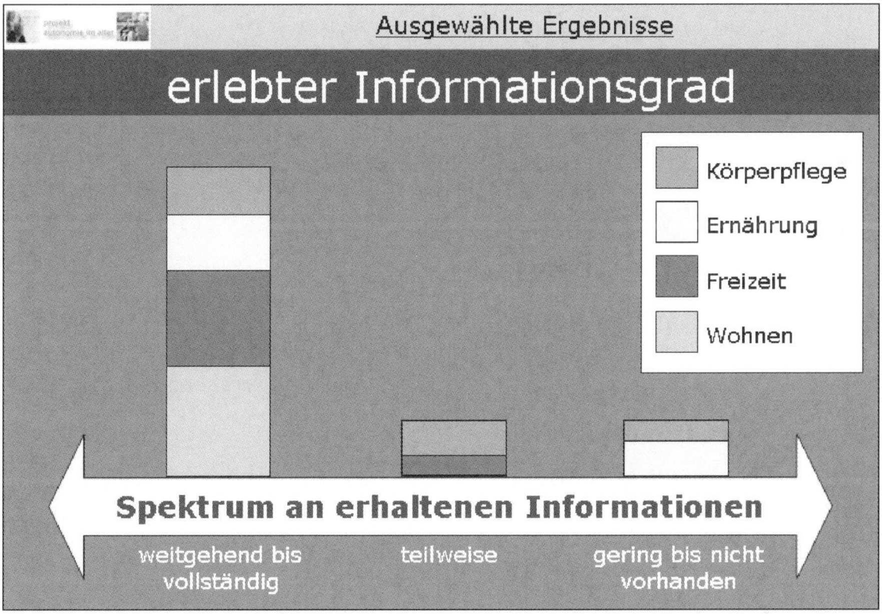

Abb. 3: Erlebter Informationsgrad.

Im weiteren Verlauf des Gesprächs entschuldigte sie sogar die Pflegenden, die sie nicht darüber informieren, wann sie zur Hilfestellung bei der morgendlichen Körperpflege kommen werden, indem sie betont:

»*Das können sie nicht, weil sie mit den anderen, die geistig nicht mehr ganz da sind, mehr Arbeit haben zum An- und Ausziehen (...), da können sie nicht sagen: »Ich komme in einer Viertelstunde oder in einer halben Stunde oder so« (...)*«

Die Antwort von Frau Eisele auf diese Frage fällt etwas anders aus. In ironischer Art erzählt sie:

»*Nein, nein, die sind einfach mal da. Und wenn um sieben Uhr niemand kommt, dann läut ich. Da bin ich so frei und läute ich. Dann kann sein, dass jemand reinschaut und sagt: »Ich komme gleich, ich muss jetzt gerade noch da hin«. Und das gleich kann dann schon eine halbe Stunde sein*«.

Sie bringt damit auch zum Ausdruck, dass sie empfindet, sie werde nicht über den Zeitpunkt der Körperpflege informiert.

Dass sich die Bewohnerinnen in Bezug auf die Dimensionen Freizeit und Wohnen überwiegend informiert fühlen, wird in der folgenden Aussage zum Ausdruck gebracht.

Auf die Frage: »*Welche Möglichkeiten bietet Ihnen das Pflegeheim in der Gestaltung Ihrer Freizeit?*«, konnte ausführlich geantwortet werden, was den Schluss zulässt, dass die Bewohnerin entsprechende Informationen erhalten hatte:

Frau Gnädig:
»*Ja, es gibt hier tägliches Programm, wie z. B. Gymnastik und kleine Ausflüge und Kaffeefahrten – das mach ich alles mit und darüber hinaus kann man seine Freizeit gestalten, wie man will. Ich lese gerne oder gehe mit einer Bekannten hier vom Haus jeden Tag spazieren, bei jedem Wetter und ich selber gehe auch gerne wandern ... Ich laufe viel, dass ist meine Leidenschaft ... ich muss mich bewegen ... Aber so nach XXX rein fahren, also Stadtbummel oder so, dass mach ich nicht ...*«

Sehr deutlich wird es bei den Antworten, die gegeben wurden, als es um Fragen nach der Möblierung, des Zimmerschlüssels und der Möglichkeit ein Haustier zu halten ging, dass sich Frau Gnädig sehr informiert fühlt:
Interviewerin: »*Was kann man hier an eigenen Möbeln mitbringen?*«
Frau Gnädig: »*Das kann man hier nicht ...*«

Interviewerin: »*Wissen Sie, ob die Möglichkeit besteht, einen Zimmerschlüssel zu erhalten?*«

Frau Gnädig: »*Nein, leider, das kann man nicht haben … An für sich wäre mir das Recht, wenn man abschließen könnte – manchmal denke ich mir, wenn jetzt jemand rein käme … aber ja Gott, man gewöhnt sich an alles …*«
»*Es ist, glaub ich, nirgends in den Heimen so, dass man einen Schlüssel haben kann …*« »*Es ist halt was, was ich vermisse …*« …
»*Jeder Mensch braucht halt ein bisschen Freiheit, wo man sich selber kümmern kann und das ist halt da nicht, wenn man nicht abschließen kann, wenn man will. Dann fühlt man sich halt dann auch nicht so sicher, aber vollkommen ist halt nichts – man muss froh sein, wenn man so gut untergekommen ist …*«

Interviewerin: »*Haben Sie die Möglichkeit, ein Haustier zu halten?*«

Frau Gnädig: »*Nein, das kann man nicht – wenn hier so viele Menschen wohnen und dann wollt ja jeder ein Tier haben und das wäre dann zu viel … nein, nein, das geht nicht…*«

Vielleicht entsteht jetzt der Eindruck, dass in diesem Pflegeheim die Senioren nicht die Möglichkeit haben, Möbel mit ins Zimmer zu nehmen, einen Zimmerschlüssel zu erhalten oder ein Haustier zu halten. Was Schlussfolgerungen zulässt, dies doch zu ändern. In diesem Forschungsvorhaben ging es jedoch nicht darum, im Sinne des Qualitätsmanagements aufzuzeigen, wie die Bewohnerinnen tatsächlich informiert sind, sondern wie sie es subjektiv erleben, also in welcher Weise sie sich informiert fühlen. Wie schon erwähnt, beeinflusst nicht die Realität, sondern die individuelle Wahrnehmung und Interpretation das menschliche Denken und Handeln.

Es ist zwar für uns Außenstehende hilfreich zu wissen, dass in diesem Pflegeheim persönliche Möbel ins Zimmer gestellt werden dürfen. Auch erhält man einen Zimmerschlüssel, falls es gewünscht wird und das Halten eines Haustieres ist auch gestattet. Aber es hat anscheinend keine Bedeutung für die älteren Menschen, die davon überzeugt sind, dass sie kein Haustier in ihrem Zimmer halten dürfen.

Als Schlussfolgerung kann gesagt werden, dass in einzelnen Dimensionen der Informationsgrad als sehr gering eingeschätzt wird (Körperpflege, Ernährung). Dies hat zur Folge, dass die Pflegenden von den Befragten teilweise sogar in Schutz genommen werden und Erklärungen dafür gesucht werden, warum es nicht möglich ist. Zusammenfassend kann jedoch festgehalten werden, dass sich die Bewohnerinnen überwiegend gut informiert fühlten.

6.6.1.2 Erlebter Entscheidungsspielraum

Zum erlebten Entscheidungsspielraum beschreiben fünf von 24 verwertbaren Aussagen einen weit gehend bis vollständig vorhandenen Entscheidungsspielraum, sieben Aussagen wurden unter »teilweise vorhandenem« und zwölf Aussagen unter »gering bis nicht vorhandenem Entscheidungsspielraum« gruppiert.

Demnach haben die sechs Interviewpartnerinnen den Eindruck, dass sie nur wenig mitentscheiden dürfen.

Bei der Betrachtung der Dimensionen fällt auf, dass mit Ausnahme der Dimension Freizeit, in der von den Befragten ein eher hoher Entscheidungsspielraum erlebt wird, die Aussagen tendenziell in Richtung eines nur als gering erlebten Entscheidungsspielraumes gehen.

Deutlich wird dies in der Dimension Körperpflege, in der bis auf eine Ausnahme alle Befragten ihren Entscheidungsspielraum als nur gering bis nicht vorhanden einschätzten.

In einer Sequenz aus dem Interview mit Frau Eisele wird dies deutlich zum Ausdruck gebracht:

Interviewer: »*Können Sie entscheiden, wer Ihnen bei der Körperpflege behilflich ist?*«

Frau Eisele: »*Die werden von da aus schon am Abend bestimmt, wer in welches Zimmer geht.*«

Interviewer: »*Da haben Sie jetzt keine Möglichkeit zu sagen – ja gut, man kann sich ja nicht mit allen verstehen und wenn es dann eine Altenpflegerin gibt, mit der Sie nicht so zu recht kommen, dass Sie dann sagen können, nee – Sie haben jemanden, den …*«

Frau Eisele: »*Nein, das würde ich nicht machen, es kommt selten was Besseres nach – (sie lacht) – das hab ich schon erlebt.*«

Interviewer: »*Wo Sie was gesagt haben?*«

Frau Eisele: »*Da kommt selten was Besseres. Wie gesagt, sie haben zu wenig geschulte Leute – warum? Weil sie da sparen.*«

Bekannt ist, dass Mahlzeiten für ältere Menschen im Heim eine große Bedeutung haben, denn sie können den Tagesablauf strukturieren und sorgen für Abwechslung im täglichen Ablauf. Diesem Aspekt könnte in Pflegeheimen noch mehr Beachtung geschenkt werden.

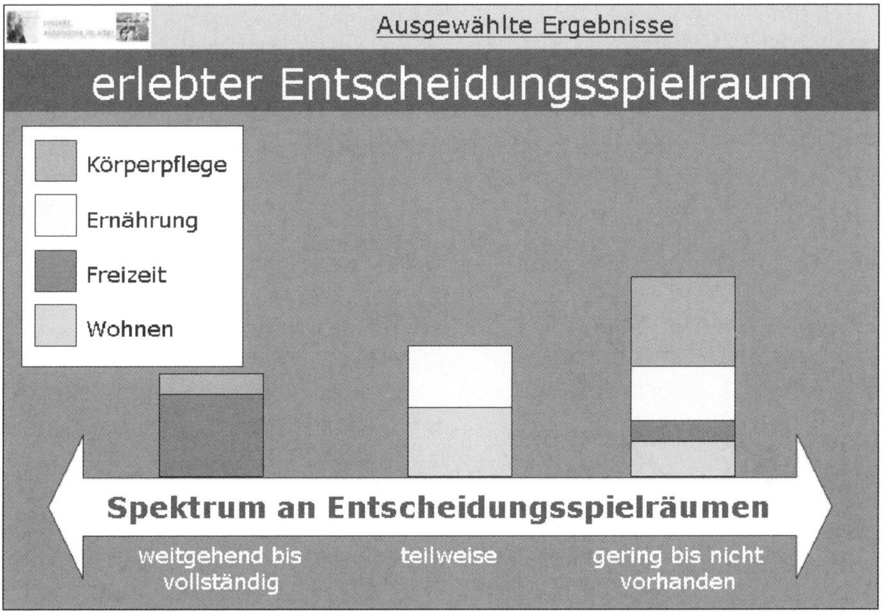

Abb. 4: Erlebter Entscheidungsspielraum.

In der folgenden Interviewsequenz mit Frau Eisele kommt zum Tragen, inwieweit sie das Gefühl hat, mitentscheiden zu können, wann es welches Essen gibt.

Interviewer: »*Können Sie selbst entscheiden, wann Sie essen?*«

Frau Eisele: »*Nein, manche Tage sitzt man bald eine Stunde. Also ab halb zwölf kann man mit dem Essen rechnen, aber es kann auch halb eins werden, bis es kommt. Das weiß man nie vorher. Es heißt, ab halb zwölf soll man in seinem Zimmer sein, oder im Gang sitzen oder im Speisesaal. Aber ich sitze lieber hier im Zimmer.*«

Interviewer: »*Und wie ist es beim Frühstück und beim Abendessen. Können Sie da selbst entscheiden, wann Sie essen?*«

Frau Eisele: »*Nein, so ab acht Uhr gibt es Frühstück.*«

Interviewer: »*Haben Sie die Möglichkeit, zwischen verschiedenen Essen zu wählen?*«

Frau Eisele: »*Nein, es gibt nur eines.*«

In ihren Antworten bringt Frau Eisele deutlich zum Ausdruck, dass sie ihrer Ansicht nach kaum Einflussmöglichkeiten darauf hat, zu welchem Zeitpunkt es zu

Essen gibt und welches Essen ausgewählt wird. Sie muss sogar des Öfteren warten. Die Aussage »*Es heißt, ab halb zwölf soll man in seinem Zimmer sein, oder im Gang sitzen oder im Speisesaal*« verdeutlicht, dass sich nach ihrer Wahrnehmung Pflegende sehr am strikten Organisationsablauf des Pflegeheimes orientieren und somit die individuellen Wünsche und Bedürfnisse der Pflegebedürftigen zu kurz kommen.

Im weiteren Verlauf betont sie jedoch in Bezug auf die mangelnde Entscheidungsmöglichkeit, was das Essen betrifft, dass ihr das nichts ausmache.

6.6.1.3 Emotionale Tönung

Bei der Frage nach der emotionalen Tönung ging es darum, welche Gefühle und Empfindungen bei den Frauen entstehen, wenn sie zum Beispiel nicht entscheiden dürfen, was es am nächsten Tag zu essen gibt oder zu welcher Uhrzeit jemand zur Hilfestellung bei der Körperpflege kommt.

In dieser Sequenz des Interviews wurden die Antworten auf Fragen zum erlebten Informationsgrad und erlebten Entscheidungsspielraum kurz wiedergegeben. Dadurch hatten die Interviewpartnerinnen die Möglichkeit, ihre wahrgenommenen Gefühle und Empfindungen zum Ausdruck zu bringen. Diese Gefühlsäußerungen bezogen sich jeweils auf die konkreten Alltagssituationen, die im Verlauf des Interviews vorher angesprochen wurden. Es zeigte sich bei allen Dimensionen ein breites Spektrum an geäußerten Gefühlen und Empfindungen, das nicht weiter differenziert werden konnte. Eindeutige Tendenzen ließen sich daher nicht feststellen.

Alle geäußerten Gefühle wurden anhand eines Antwortenspektrums den einzelnen Dimensionen zugeordnet.

Im Anhang finden Sie einzelne Sequenzen aus den Interviews, die als Ankerbeispiele dienen. Anhand dieser Ankerbeispiele, die den Dimensionen Körperpflege, Ernährung, Freizeit und Wohnen zugeordnet sind, kann verdeutlicht werden, welche konkreten Aussagen sich hinter den daraus interpretierten Gefühlen und Empfindungen verbergen.

6.6.2 Interpretation und Diskussion der vorgestellten Ergebnisse

Die Ergebnisse werden nun ausführlich betrachtet und anhand der Schilderungen von Frau Gnädig und Frau Eisele konkretisiert.

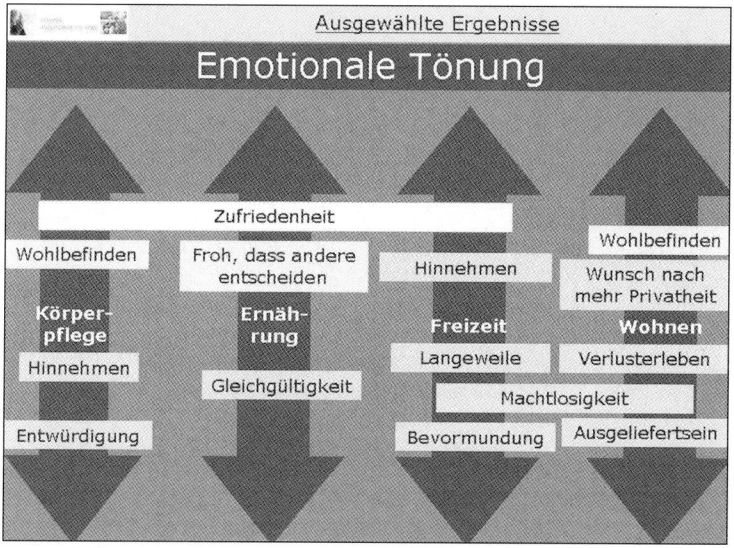

Abb. 5: Zuordnung der Gefühle zu den Dimensionen.

6.6.2.1 Hoher Informationsgrad – geringer Entscheidungsspielraum

Nach Auswertung der Aussagen zur Kategorie »Informationsgrad« wurde deutlich, dass die Bewohnerinnen sich zwar in hohem Maße über den Tagesablauf informiert fühlten, jedoch im Vergleich dazu selten bis nie in Entscheidungen darüber mit einbezogen wurden. Zwar erlebten sich die befragten Bewohnerinnen als weit gehend bis vollständig informiert, denn 16 von 22 gegebenen Aussagen zum erlebten Informationsgrad konnten unter »weit gehend bis vollständig« geclustert werden. Doch bei genauerer Betrachtung fiel auf, dass sie sich nur in den Dimensionen Freizeit und Wohnen als weit gehend bis vollständig informiert fühlten.

Im Gegensatz dazu erlebten die sechs Interviewpartnerinnen ihre Entscheidungsspielräume überwiegend als nur teilweise bis gering oder sogar nicht vorhanden. Von 24 Aussagen wurden fünf unter »weit gehend bis vollständig«, sieben unter »teilweise« und zwölf unter »gering bis nicht vorhandenen« Entscheidungsspielräumen gruppiert. Bei der Betrachtung der Dimensionen fiel weiter auf, dass mit Ausnahme der Dimension Freizeit, in der von den Befragten ein eher hoher Entscheidungsspielraum erlebt wurde, die Aussagen tendenziell in Richtung eines nur als gering erlebten Entscheidungsspielraumes gehen.

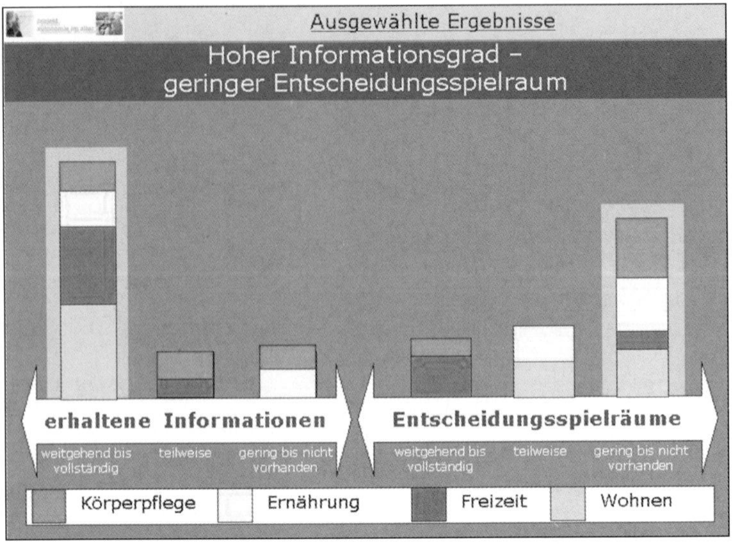

Abb. 6: Vergleich Informationsgrad – Entscheidungsspielraum.

Eine Erklärung für den Gegensatz »Hoher Informationsgrad – geringer Entscheidungsspielraum« liegt laut *Biomed-2-Studie* darin, dass Pflegende von älteren Menschen wenig Selbstständigkeit und Selbstbestimmung erwarten und deshalb zwar Informationen geben, aber weniger Zustimmung zu pflegerischen Interventionen von ihnen einholen (vgl. *Zipter* 2001:4). So konnte Frau Gnädig beobachten, dass Frau Eisele entscheiden durfte, ob sie schon um sieben Uhr oder erst nach dem Frühstück um halb neun ans Waschbecken gehen möchte. Sie selbst wurde fast nie gefragt. Um halb sechs kam jemand und führte die Körperpflege im Bett durch. Frau Gnädig hatte nicht die Möglichkeit zu sagen, dass es ihr nicht Recht ist.

6.6.2.2 Die Bedeutung der Dimension Wohnen

Der Dimension Wohnen wurde von der Mehrzahl der Interviewpartnerinnen eine hohe Wichtigkeit beigemessen. Die Frage: *»Können Sie bei der Zimmerbelegung mitbestimmen?«* ergab jedoch, dass die befragten Bewohnerinnen nur einen teilweise bis nicht vorhandenen Entscheidungsspielraum erlebten, also nicht mitentscheiden durften, wer mit ihnen das Zimmer teilt. Vier der sechs interviewten Frauen leben in einem Doppelzimmer.

Frau Gnädig schätzt zwar die Anwesenheit von Frau Eisele, da sich die Frauen gegenseitig helfen können. Dennoch überwiegt ein Gefühl der Machtlosigkeit und des Ausgeliefertseins.

Schopp et al. sprechen in diesem Zusammenhang von einer »... *Verletzung der Privatheit, wenn zu viele ein Zimmer teilen müssen und die räumliche Gestaltung ihnen keine Möglichkeit zum Alleinsein bietet*« (*Raphael* 1979; *Willocks et al.* 1987; *Bäck, Wikblad* 1998 zit. n. *Schopp* et al. 2001:31).

Aber weshalb werden Bewohner so wenig danach gefragt, wer ihr neuer Mitbewohner wird, ob sie einen Zimmerschlüssel haben wollen oder welche Möbel im Zimmer stehen sollen? *Schneekloth und Müller* versuchen zu erklären, warum dem Wunsch nach Entscheidungsmöglichkeiten im Bereich Wohnen selten nachgegangen wird. Demnach wurde Frau Gnädig nicht danach gefragt, ob es ihr Recht ist, dass Frau Eisele bei ihr einzieht, weil Pflegende den in diesen Entscheidungen gegebenen Handlungsspielraum als sehr hoch einschätzen (vgl. 1998:150), obwohl das für die Betroffenen selbst nicht ohne Weiteres so zutrifft.

Ein Perspektivenwechsel hilft uns nachzuvollziehen, wie es älteren Menschen gehen muss. Stellen wir uns vor, unser Vermieter klingelt unangemeldet und stellt uns einen fremden Menschen als neuen Mitbewohner vor, mit dem wir ab sofort das Wohnzimmer und die Küche teilen müssen (vgl. *Burbaum* 2001:116).

So ähnlich muss es Frau Gnädig ergangen sein. Es klopfte und die Pflegedienstleitung stellte ihr Frau Eisele vor. Von einem Tag auf den anderen mussten sich zwei Frauen, die sich vorher fremd waren, sogar das Schlafzimmer teilen.

6.6.2.3 Ein breites Spektrum an Gefühlen

Wie bereits erwähnt, konnten die genannten Gefühlsäußerungen in kein Kategorienraster gefasst werden. Überraschend war, dass unabhängig davon, wie informiert sich die Bewohnerinnen fühlten oder wie sie ihre Möglichkeiten zur Mitbestimmung einschätzten, sie dennoch ein breites Spektrum an Gefühlen und Empfindungen äußerten.

Als Beispiel können die Dimensionen Freizeit und Körperpflege dienen. Bei der Dimension Freizeit wurde sowohl der Informationsgrad als auch der Entscheidungsspielraum von allen Interviewteilnehmerinnen als »hoch« bewertetet. Bei der Körperpflege wurde der Informationsgrad zum einen als »hoch«, aber überwiegend als »nur teilweise bis nicht vorhanden« beschrieben. Der Entscheidungsspielraum in dieser Dimension wurde als »nur gering bis gar nicht vorhanden« erlebt.

Trotz dieser Unterschiede äußerten die Bewohnerinnen ein vergleichbares Spektrum an geäußerten Gefühlen sowohl in der Dimension Freizeit, als auch in der Dimension Körperpflege.

Nahe liegend wäre, daraus den Schluss zu ziehen, dass Pflegende ältere Menschen nicht informieren und nicht um ihre Entscheidung fragen müssen. Denn ganz gleich, wie gut Bewohnerinnen sich informiert fühlen und welche Entscheidungsspielräume sie wahrnehmen, sie können zufrieden sein, es gleichgültig hinnehmen oder sogar sich als machtlos und ausgeliefert erleben – denn es wird ein breites Spektrum von Gefühlen bei den Bewohnerinnen darüber vorhanden sein.

Dabei sollten jedoch weitere Faktoren, die darauf Einfluss nehmen, wie der Heimalltag erlebt wird, nicht vergessen werden.

So ist das persönliche Interpretationsmuster der älteren Menschen entscheidend, also in welcher Weise ähnliche Situationen von Individuen interpretiert werden. Anhand der Gegenüberstellung der Aussagen zweier Bewohnerinnen soll exemplarisch vorgestellt werden, wie sich diese Interpretationsmuster auswirken können.

Frau Gnädig fühlt sich generell gut informiert. Sie gibt an, in allen Dimensionen wenig oder gar keinen Entscheidungsspielraum zu haben. In allen Dimensionen äußert sie ein Gefühl der Zufriedenheit. Frau Eisele hingegen betont, sie fühle sich allgemein gut informiert, nur bei der Körperpflege fühle sie sich nur bedingt informiert. Entscheidungsspielräume kann sie außer in ihrer Freizeit nur wenig nutzen. Sie äußert Gefühle wie das Hinnehmen der Situation, Machtlosigkeit und sogar Entwürdigung.

Es wurde deutlich, dass sich Frau Gnädig und Frau Eisele im erlebten Informationsgrad und Entscheidungsspielraum nur graduell unterscheiden, aber dennoch unterschiedliche Gefühle äußern.

Welche Faktoren prägen diese subjektiven Interpretationsmuster von Individuen und haben somit einen Einfluss auf die emotionale Tönung?

Besonders die **Lebensbiografie** ist in diesem Zusammenhang entscheidend. *Thomae* weist darauf hin, dass ältere Menschen, die heute im Pflegeheim leben, zur Kriegsgeneration gehören und auch intensiv die Nachkriegszeit mit Hungersnot und dem Wiederaufbau erleben mussten. Deshalb bewerten sie ihre jetzige Lebenssituation im Alter möglicherweise nur im Vergleich zu Belastungen früherer Lebensabschnitte positiv (vgl. *Thomae* 1996; zit. n. *Zank, Baltes* 1998:62).

Weiter ist die Art und Weise, wie der **Umzug ins Heim** stattfindet, für das Erleben des Heimalltags entscheidend. So ergab die MUGSLA-Studie, dass »*Bewohnerinnen, die ihren Umzug rechtzeitig und langfristig geplant und sich mit dem Leben im Heim auseinander gesetzt haben, in der Regel mehr Interesse daran zeigten, ihre Wünsche auch umzusetzen*« (*Heinemann-Knoch* 1998:95).

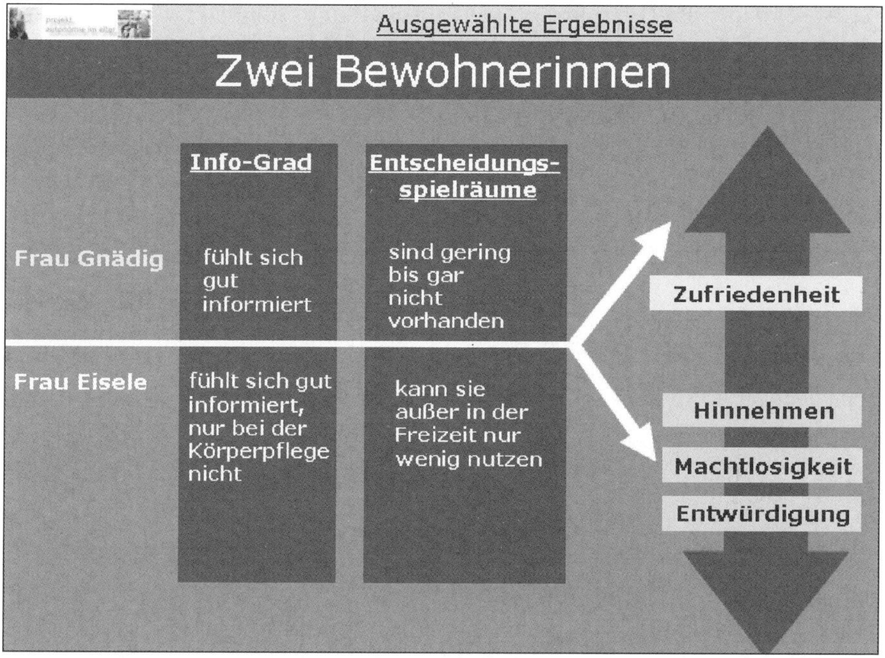

Abb. 7: Frau Gnädig und Frau Eisele – ausgewählte Ergebnisse.

Letztendlich ist nach *Goffman* die Institution Pflegeheim mit dafür verantwortlich. Ein Zitat von *Koch-Straube* aus ihrer ethnologischen Studie »Fremde Welt – Pflegeheim« verdeutlicht, um was es sich bei so genannten **Institutionalisierungseffekte**n handelt: »*Das Vorhandensein expliziter und diffuser Regelungen bedingt einen hohen Anpassungsdruck, dem die BewohnerInnen aus Angst vor Übertretung der Regeln und vor negativen Folgen oder aus Hoffnung dadurch erzielbarer vermehrter Zuwendung weitgehend nachgeben*« (*Koch-Straube* 1997:344f.).

Doch greift es nicht zu kurz, wenn ausschließlich die Institution Heim für die Zustände verantwortlich gemacht wird und die Persönlichkeitsstrukturen der Bewohner zu wenig berücksichtigt werden? Sind bis zu 75 % der Heimbewohner mit ihrem Leben im Heim zufrieden, weil viele von ihnen, wie oben erwähnt, den Heimaufenthalt nur deshalb als positiv erleben, weil sie die jetzige Zeit mit der früheren schlimmeren Zeit des Krieges und der durchstandenen Hungersnot vergleichen? Wir können davon ausgehen, dass wir als mögliche zukünftige, alte pflegebedürftige Menschen gänzlich andere Erwartungen an ein Leben im Heim stellen, als die jetzige Generation der Heimbewohner.

6.6.2.4 Einfluss der Organisation auf Entscheidungsspielräume

In der Kategorie Entscheidungsspielraum zeigte sich die Tendenz, dass je enger die Dimension in den täglichen Organisationsablauf des Heimes eingebunden ist, desto geringer waren die Entscheidungsspielräume der Bewohnerinnen. So fiel auf, dass bei der Körperpflege der Entscheidungsspielraum der Bewohnerinnen als überwiegend gering bis gar nicht vorhanden eingeschätzt wurde. In der Freizeit, einem Gebiet also, das weniger durch die Organisation reglementiert wird, der Entscheidungsspielraum eher als hoch erlebt wurde (siehe Abbildung 4, S. 63).

Nach einer unter der Leitung von *Heinemann-Knoch* vorgenommenen Untersuchung in Altenheimen (*Heinemann-Knoch et al.* 1998) wird bei der Körperpflege Selbstbestimmung häufig ignoriert, indem voll kompensierend gepflegt wird und auch geäußerte Wünsche selten zu adäquaten Reaktionen führen. So werden zwar Essenswünsche weitgehend beachtet, jedoch nicht die Wünsche nach Essenszeiten *(vgl. Bundesministerium für Familie, Senioren, Frauen und Jugend, BMFSFJ* 2002:276).

Die Interpretation der Forschungsergebnisse im Überblick

- Einerseits fühlten sich die interviewten Frauen gut informiert – andererseits schätzten sie ihren Entscheidungsspielraum als sehr gering ein.
- Dem Aspekt des Wohnens wurde eine hohe Bedeutung beigemessen.
- Obwohl der Informationsgrad und die Entscheidungsspielräume von den Frauen als sehr unterschiedlich erlebt wurden, äußerten sie ein breites Spektrum an Gefühlen.
- Je enger eine Dimension (z. B. Körperpflege) in den täglichen Organisationsablauf des Heimes eingebunden ist, desto geringer wurden die Entscheidungsspielräume durch die Bewohnerinnen eingestuft.

7 Perspektiven für eine autonomiefördernde Pflege alter Menschen

Welche konkreten Anregungen für eine autonomiefördernde Pflege von alten pflegebedürftigen Menschen in Pflegeheimen können aus den Ergebnissen unter Bezugnahme gerontologischer Studien abgeleitet werden?

In den folgenden Beiträgen werden Möglichkeiten für die Pflegepraxis, Pflegepädagogik und Pflegemanagement vorgestellt, diskutiert und anhand von konkreten Beispielen auf ihre Anwendbarkeit in der pflegerischen Praxis überprüft:

- die Entwicklung einer autonomiefördernden Pflege in der Aus-, Fort- und Weiterbildung,
- die Planung des Heimeintritts,
- die Entwicklung einer Biografie-Sensibilität,
- neue Strategien des Managements von Einrichtungen der Altenpflege und
- »moderne« Konzepte der Altenpflege.

7.1 Die Entwicklung einer »autonomiefördernden Pflege«

Kurzüberblick

Welche Kompetenzen haben Pflegende entwickelt, die autonomiefördernd pflegen können? Welche curricularen Aspekte in Bezug auf Inhalte, Ziele und Methoden sind zu diskutieren, um daraus ein Konzept für eine entsprechende Qualifizierungsmaßnahme entwickeln zu können? Die Beantwortung dieser Fragen auf eher abstrakter Ebene mündet in der Vorstellung eines curricularen Rahmens für ein Qualifizierungskonzept.

Danach wird unter der Überschrift »Qualifizierung zur Selbstpflege« auf eine Qualifizierungsmaßnahme für Altenpflegekräfte eingegangen. Es werden daraus zwei Bausteine (»selbst organisiert arbeiten« und »mit schwierigen Pflegesituationen konstruktiv umgehen«) sehr praxisorientiert vorgestellt.

Heimbewohner als gleichberechtigte Subjekte

Das sich an Defiziten orientierende Altersbild weicht immer mehr einem Bild von alten Menschen, das durch differenzierte Formen der Gestaltung des Altwerdens gekennzeichnet ist. Pflegebedürftige werden in der professionellen Pflege als gleichberechtigte Subjekte wahrgenommen. Sie wollen nicht mehr bevormundet und nur versorgt werden, sondern sich auf die Suche begeben nach einem Arrangement mit den Pflegenden, das in der Alltagsbewältigung unterstützend wirkt.

Der »Vierte Bericht zur Lage der älteren Generation« betont bezüglich der Beziehung zwischen Pflegenden und Heimbewohnerinnen: eine »*Wichtige Aufgabe in der Pflege ist es, Pflegebedürftige in Entscheidungsprozesse einzubeziehen, sie in den eigenen Entscheidungen bezogen auf ihre täglichen Aktivitäten zu unterstützen*« (*BMFSFJ* 2002:276). Aber es ist nicht nur wichtig, den älteren pflegebedürftigen Menschen mehr Entscheidungsmöglichkeiten einzuräumen, sondern auch auf ihre Lebensgeschichte (Biografiearbeit) und persönliche Sichtweisen einzugehen, da diese Faktoren maßgeblichen Einfluss auf das Erleben des Alltags im Pflegeheim nehmen. Im folgenden Beitrag wird darauf eingegangen, welche Möglichkeiten Pflegekräfte konkret in der Aus-, Fort und Weiterbildung haben, um sich Kompetenzen anzueignen, damit sie autonomiefördernd pflegen können.

»*Autonomie ist ein notwendiges Mittel oder eine Bedingung, um nach selbstgewählten Normen, die für eine menschliche Gesellschaft notwendigen Bindungen und Beziehungen mit anderen Menschen eingehen zu können*« (*Effinger* 1997:11).

7.1.1. Kompetenzen für eine autonomiefördernde Pflege

»*Fähigkeiten sind Orte der Hingabe des Menschen*«
(*Fischer* 2000:93).

Kann »autonomiefördernde Pflege« vermittelt werden? Wie sollte sich dabei der Lernprozess gestalten? Über welche Fähigkeiten und welche Kompetenzen muss eine Altenpflegerin verfügen, um eine »autonomiefördernde« Pflege planen und durchführen zu können?

Dazu ist primär die Abgrenzung der oftmals synonym verwendeten Begriffe »Fähigkeiten« und »Kompetenzen« notwendig.
Nach *Olbrich* ist von Fähigkeitsbesitz dann zu sprechen, wenn Wissen innerhalb vorgegebener Regeln, Normen und Rahmenbedingungen angewendet werden kann. Obwohl die Ausführungen von pflegerischen Maßnahmen auch Denk- und Entscheidungsprozesse enthalten, befinden sich diese innerhalb einer Methode oder Aufgabe und basieren somit zum größten Teil auf der Routine des Einzelnen (vgl. *Olbrich* 2001:277). Das den Fähigkeiten zu Grunde liegende Wissen und Können bildet dann die Komponenten für Kompetenz.

Kompetenz ist somit mehr als gelerntes Handeln – es ist die personale Stärke selbst, die durch Kreativität, durch das gezielte Wahrnehmen der Situation, durch die Verantwortungsbereitschaft und -übernahme sowie durch Entscheidungsfähigkeit geprägt ist (vgl. *Olbrich* 2001:277f.). Kompetenz ist folglich als die Summe von emotionalen und kognitiven Strukturen zu bezeichnen, welche mit der Fähigkeit zur Reflexion zu einem komplexen Ganzen abgerundet wird.

Die Auseinandersetzung mit den Begrifflichkeiten lässt bereits erkennen, welcher enorme Anspruch an das Anforderungsprofil der Altenpflegekraft gestellt werden muss. Betrachtet man die Ziele der Altenpflege, so sind dies *»die Unterstützung des alternden Menschen bei der Gestaltung seines persönlichen Lebensraumes, Schutz und Förderung seiner Kompetenzen, Orientierung an der individuellen Biografie und die Sicherung eines anerkannten Platzes in der Gesellschaft«* (*Pieper* 2001:354). *Garms-Homolová* stellt die Kernaufgaben, auf die sich die Pflege alter Menschen beziehen soll, wie folgt zusammen:

- *»die Kompetenzen alter Menschen (körperliche Funktionsfähigkeit, kognitive Leistungsfähigkeit, psychosoziale Kompetenz) erhalten helfen,*
- *die Persönlichkeit, Würde, spezielle Verfügungen und Eigenarten alter Menschen respektieren und Verletzung von Privatheit und Intimsphäre vermeiden,*
- *sich den Zielen einer kontinuierlichen und umfassenden Versorgung verpflichtet fühlen und deshalb mit anderen Berufsgruppen und mit verschiedenen Einrichtungen intensiv kooperieren,*
- *sich fortlaufend qualifizieren, um die neuesten Erkenntnisse über erfolgreiche Betreuung und fördernde Unterstützung anwenden zu können,*
- *Mittel und Formen der Arbeitsorganisation wählen, die für die Pflege und Behandlung alter Mensch erforderlich sind,*
- *Klienten und deren Angehörige als Kooperationspartner sehen, die ein Recht auf Selbstbestimmung und unabhängige Entscheidung haben«*

(*Garms-Homolová* 2000:488).

Hier wird deutlich, dass zur Körperpflege und zur rehabilitierenden Unterstützung auch die Anleitung und Beratung des alten bzw. betagten Menschen und seiner Angehörigen gehört; vor allem aber, dass diesen Personen autonome Entscheidungen zugesichert werden müssen.

Deshalb geht es Pflegenden nicht mehr nur darum, dass der Heimbewohner ordentlich gewaschen, satt und sicher untergebracht ist. Vielmehr steht für sie eine individuelle, bewohnerorientierte Pflege als Ziel fest. Eine Pflege, die den Bewohner entsprechend informiert und berät, ihn selber entscheiden lässt, seine Wünsche und Wertevorstellungen ausreichend respektiert und berücksichtigt.

Gefordert ist hier die Kompetenz, die Komplexität und Individualität einer Situation zu erkennen, diese zusammen mit dem Bewohner zu analysieren und aufzulösen. Die geforderten Kompetenzen stellen folglich nichts Fixes dar, sondern zeichnen sich gerade durch eine fortlaufende Dynamik im Prozess aus.

Der Austausch und die Zusammenarbeit mit dem Klienten sowie die Berücksichtigung seiner Probleme und Ressourcen sind für eine professionelle Pflege des Heimbewohners zwingend notwendig. Diese Kriterien bilden das Gegenstück zu einem beruflichen Selbstverständnis, das sich weder an lebensweltorientierten Pflegekonzepten noch an der Patientenorientierung ausrichtet und sich zudem schwerpunktmäßig an der Routine des Pflegealltags orientiert.

Findet diese Forderung ihre Umsetzung, so werden den Bewohnern Handlungsspielräume eingeräumt, die bei ihnen zu Zufriedenheit und Wohlbefinden beitragen – ebenso aber auch ethisches Handeln seitens der Pflegekraft verlangt.

Für die Verwirklichung in der praktischen Arbeit sind vor allem die Orientierung an dem beziehungsorientierten Ansatz sowie die für eine gelungene Interaktion zwischen Pflegekraft und Bewohner notwendigen Kenntnisse von Bedeutung. *Meleis* (1999 zit. n. *Koch-Straube* 2001:16f.) beschreibt *»die Merkmale von Interaktion aus der Position der Pflegenden zusammenfassend als ›Validierung‹ (Wiedenbach), als Erfüllung der Patientenbedürfnisse (Orlando) und mit der Aufforderung, ›völlig präsent zu sein‹ (Paterson und Zderad)«.*

Was bedeutet dies nun in seiner Umsetzung?

Die Pflegekraft muss über folgende Kompetenzen verfügen, um in ihrer täglichen Arbeit mit dem alten bzw. betagten Menschen qualifiziert[14] arbeiten zu können:

[14] »Qualifziert« beinhaltet in diesem Zusammenhang die konkreten Tätigkeiten, welche sich vor allem an einer autonomiefördernden Pflege orientieren.

- **Sach- und Methodenkompetenz**
  - **Wahrnehmung**: Die Pflegenden können den Zustand der Bewohner wahrnehmen und verstehen. *Benner* (1996; zit. n. *Olbrich* 2001:284) beschreibt die Expertin hier als diejenige, welche *»die Situation immer mehr als Ganzes wahrnimmt und direkt auf den Kern der Problemlösung vorstößt«*. Obwohl der Begriff der Ganzheitlichkeit kritisch zu bewerten ist, so soll die Pflegekraft doch die verschiedenen Segmente – wenn auch nicht gleichzeitig – wahrnehmen können.
  - **Beurteilen/Verantwortung übernehmen**: Pflegende können auf Grund ihres Fachwissens in der Lage sein, die Situation individuell und adäquat einzuschätzen; ebenso ist es ihnen möglich, bei der Pflegeplanung die Bedürfnisse und Wertevorstellungen der Bewohner zu respektieren und zu berücksichtigen. Die Pflegehandlung stellt dann das Ergebnis der Ansichten und Wünsche des älteren Menschen, seiner pflegenden Angehörigen sowie der begründeten Fachperspektive der Pflegekraft dar (vgl. *Brandenburg, Klie* 2003:153).

- **Sozial-kommunikative und personale Kompetenz**
  - **Beziehung/Kommunikation:** Die Beziehung zwischen Bewohner und Pflegekraft darf weder durch gegenseitige Abhängigkeit noch durch Distanzlosigkeit geprägt sein. Vielmehr gehört zur professionellen Pflege *»ein wertorientiertes Verhalten, orientiert an Zielen der Berufsgruppe und eingebunden in eine menschenfreundliche, zugewandte, aber auch sachliche Beziehung«* (*Brandenburg, Klie* 2003:152). Um im Rahmen einer pflegerischen Beziehung gestaltend wirken zu können, ist primär eine Gesprächs- und Beratungsfähigkeit notwendig. Nachdem Kommunikation immer mehrere Botschaften transportiert, bleibt es für den Sender zu einem gewissen Anteil immer unsicher, *»was«* angekommen ist (vgl. *Schulz von Thun* 2001:25ff.). Mit diesem Wissen muss die Pflegekraft umgehen lernen und darf keinesfalls entmutigt werden, dennoch schwierige und heikle Themen zu thematisieren.
  - **Reflexions- und Konfliktfähigkeit:** Neben der kommunikativen Kompetenz muss die Pflegeperson in der Lage sein, über ihr eigenes Denken, Verhalten und Handeln nachzudenken, es zu beurteilen und kritisch zu beleuchten. Andere Sichtweisen, kritische Einwände sowie den fachlichen Diskurs kann sie als Hilfestellungen wahrnehmen und als Bereicherung werten.

Diese Fähigkeiten und Kompetenzen gilt es bereits in der Ausbildung zu fördern und in Fort- und Weiterbildungen auszubauen. Die aufgelisteten Kompetenzen bilden als »Bausteine« das Fundament, auf dem es möglich ist, die Autonomie des Bewohners zu fördern.

7.1.2 Curriculare Anregungen für ein Qualifizierungskonzept

»Die Gewalt fängt nicht an, wenn einer einen erwürgt.
Sie fängt an, wenn einer sagt: ›ich liebe dich, du gehörst mir!‹
Die Gewalt fängt nicht an, wenn Kranke getötet werden.
Sie fängt an, wenn einer sagt: ›du bist krank
und du musst tun, was ich dir sage!«
(*Fried* zit. n. *Koch-Straube* 2001:7).

Berufsausbildungen sowie Weiterbildungen haben die Aufgabe, auf aktuelle und künftige Anforderungen des jeweiligen beruflichen Handlungsfeldes vorzubereiten. Somit sind diese Bildungsmaßnahmen für die Aufarbeitung und Erfüllung der beruflichen Handlungskompetenz und, wie aus dem Anforderungsprofil der Altenpflegekräfte abzuleiten ist, auch für die Persönlichkeitsentwicklung dieser verantwortlich.

Im Hinblick auf Personalentwicklung im Rahmen von Weiterbildungsmaßnahmen fordern *Heinemann-Knoch et al.* (1998:134): »*Mitarbeiterinnen müssen neben fachlicher Qualifikation auch entsprechende kommunikative Kompetenzen, Motivation und Bereitschaft zur Übernahme von Verantwortung entwickeln …*«. Dies bedeutet, dass es neben der Vermittlung von fachlichen, sozialen und methodischen Kompetenzen auch um die Thematisierung der eigenen Rolle gehen muss. Grundlegende Voraussetzung für die Interaktion mit dem Bewohner und die Ausrichtung der Pflege an dem Konzept der Patientenwirklichkeiten ist somit, dass die Altenpflegekraft sowohl ihre als auch die Rolle des Bewohners definieren und akzeptieren lernt.

7.1.2.1 Zentrale Aufgaben und Ziele

Der Fokus bei der Planung eines Konzeptes zur Ausgestaltung und Verbesserung der Qualifikation in der Altenpflege – sowohl in der Ausbildung als auch in der Weiterbildung – liegt auf der »Patientenorientierung«. Nach *Stemmer* (2001:308) weisen alle patientenorientierte Ansätze »*der pflegerischen Interaktion zentrale Bedeutung zu und gehen gemeinsam von der Annahme aus, dass bei entsprechender Ausbildung und ausreichendem Interesse das Gegenüber umfänglich verstanden werden kann*«.

Den anderen **verstehen** ist eine nicht ganz einfache Aufgabe, die das Akzeptieren des »Anderssein« impliziert. Der Verstehensprozess ist nämlich mehr als das sachliche Verstehen von Mitteilungen. Er verlangt und »*umfasst vielmehr ein Wahrnehmen, Erfassen und Erkennen, das sich nicht nur auf die objektive Bedeutung eines Verhaltens bezieht, sondern auch auf die damit verbundenen subjektiven Empfindungen*« (*Gottschalch* 1988:177 zit. n. *Bühlmann* 1995:122).

Hier sollte das Ziel sein, dass die Auszubildenden und Altenpflegekräfte ihre Einstellung bzgl. des Verstehens reflektieren und möglicherweise auch verändern lernen. Es muss ihnen bewusst werden, dass es in diesem intersubjektiven, komplexen Geschehen nicht nur um das »Übersetzen« einen Inhaltes, sondern primär um das Interesse an dem Gegenüber – verbunden mit Gesprächen – geht. Diese Gespräche können auf den unterschiedlichen Ebenen ablaufen bzw. aufgenommen werden. Nach *Schulz von Thun* (vgl. 2001:44f.) hören und verstehen wir entweder über das Sachohr, das Appellohr, das Selbstoffenbahrungsohr oder das Beziehungsohr. Je nachdem, auf welchem Ohr der Gesprächspartner besonders sensibel reagiert, wird sich der Inhalt des Gesprächs dorthin lenken. Für den Sender ist es zwingend notwendig, alle vier Bereiche zu beherrschen, da die Fixierung auf eine Dimension per se eine Kommunikationsstörung zur Folge hätte. Denn selbst eine sehr ausführliche und informative Anleitung des Bewohners ist zum Scheitern verurteilt, wenn die Beziehungsebene zwischen Sender und Empfänger gestört ist.

Was muss diesbezüglich für die pädagogisch-didaktische Konzeption bedacht werden?

Nach *Stemmer* (2001:309) darf der Fokus *»nicht schwerpunktmäßig auf der Auseinandersetzung mit dem Wissen um Dimensionen …* (liegen), *sondern auf dem Umgang mit Grenzen«*. Der Beteiligte muss sich die Kompetenz aneignen, in der jeweiligen Situation individuell abzuwägen, zu entscheiden und zu handeln. Er muss in der Lage sein, Grenzverläufe zu bestimmen und Abgrenzungen durchzusetzen. *»Dieser Vorgang findet auf der Basis beruflicher und persönlicher Werte, Normen und Kompetenzen statt«* (*Stemmer* 2001:309).

Die eigentliche Aufgabe besteht deshalb in dem Erarbeiten einer normativen Grundhaltung für pflegerisches Handeln, das nach dem pädagogischen Konzept der Handlungsorientierung »vermittelt« werden sollte. Denn nur wenn der gefühlsmäßige oder inhaltliche Widerspruch wahrgenommen und diskutiert werden kann, ist das Fällen einer Entscheidung im konkreten Kontext des Pflegealltags möglich. Ebenso ist es ein Ziel, die Altenpflegekräfte sowie die Auszubildenden darin zu ermutigen, Ungewissheiten in der pflegerischen Arbeit auszuhalten, aus diesen Situationen Kenntnisse zu ziehen und diese abschließend positiv zu bewerten.

Wie soll die Aus- bzw. Weiterbildung daraufhin ausgerichtet werden? Die Ausgangsthese von *Reinmann-Rothmeier* und *Mandl* (1997:366 zit. n. Siebert 1999:97) lautet: *»Lernen ist ein aktiv-konstruktiver Prozess, der stets in einem bestimmten Kontext und damit situativ sowie multidimensional und systematisch erfolgt. Die*

Ergebnisse des Lernens sind infolge individueller und situationsspezifischer Konstruktionsvorgänge nicht vorhersagbar«.

Das Vermitteln der Lösung im »konkreten Fall« wäre folglich wenig sinnvoll. Der Lernende würde auf diese Weise nicht aktiv einbezogen werden, könnte keine individuelle Fragestellung einbringen, hätte nicht die Möglichkeit, mit anderen Teilnehmern zu diskutieren und könnte somit die anderen Positionen weder anhören noch über die unterschiedlichen Ansichten reflektieren. Nur das im Kontext »Selbstorganisation und persönliche Relevanz« gebildete Verständnis bietet dem Einzelnen Sicherheit im pflegerischen Handeln; es ermöglicht verschiedene Perspektiven in einer konkreten Pflegesituation einzunehmen bzw. zuzulassen, es ermöglicht zudem seine eigene Perspektive zu reflektieren und sich zwischen den Polen »Intentionalität und Unentscheidbarkeit« auseinanderzusetzen.

Stemmer (2001:327f.) bringt das Positive dieser Unentscheidbarkeit wie folgt zum Ausdruck: »*Im Kontext einer skeptischen Pflegepädagogik bzw. -didaktik, die die Grenzen der Haltbarkeit von Erkenntnissen und Aussagen thematisiert, wird der Erwerb von Wissen ... jedoch nicht überflüssig. Im Gegenteil, ein skeptischer Umgang mit Erkenntnissen und Positionen setzt voraus, mit den jeweiligen Inhalten vertraut zu sein.*«

Den Lernenden muss daher deutlich gemacht werden, dass der Besitz von Fachwissen (speziell gerontologisches Wissen), neben methodischen, sozialkommunikativen und personalen Kompetenzen grundlegend und notwendig ist, um einen gelassenen und professionellen Umgang mit Differenzen zu gewährleisten. Das Zulassen von autonomen Entscheidungen der Bewohner wäre auf dieser Basis dann möglich – jedenfalls aus der fachlichen Perspektive heraus beurteilt.

Ein weiteres Ziel der »Qualifizierungsmaßnahme« mit dem Auftrag, autonomieförderndes Verhalten auszubilden, muss in der kritisch-skeptischen **Auseinandersetzung des Erlebens** sowie in der reflexiven Bearbeitung der Ereignisse liegen. Wie kann dies sinnvoll geleistet werden?

Nach *Müller* (vgl. 1992:139) kann das Nichtsprachliche, das Besondere einer Situation nur durch das eigene Erleben, also durch die unmittelbare Betroffenheit erfahren werden. Welcher Anspruch wird dadurch an das Konzept gestellt? Es reicht fortan nicht mehr aus, die erlebten Gefühle ausschließlich zum Diskussionsgegenstand zu machen; vielmehr sollen die Erlebnisse sinnlich angeeignet und verarbeitet werden. *Stemmer* (2001:336) postuliert zur Umsetzung dieses Anspruchs den »erfahrungsbezogenen Unterricht«. Er zielt darauf ab, »*individuelle Erfahrungen anzustoßen, und schafft damit in besonderen Weise Raum für das je Andersartige und Undurchsichtige des Einzelnen*«. Könnte das eine Möglichkeit sein, um Autonomie und Fremdbestimmung erfahrbar zu machen?

7.1.2.2 Bedeutung und Konsequenzen für die Aus- und Weiterbildung

»Ich kann die Grundhypothese in einem
Satz wie folgt zusammenfassen:
Wenn ich eine gewisse Art von Beziehung herstellen kann,
dann wird der andere die Fähigkeit in sich selbst entdecken,
diese Beziehung zu seiner Entfaltung zu nutzen,
und Veränderung und persönliche Entwicklung finden statt.«
(*Rogers* 1985:47).

Was muss auf Grund der bearbeiteten Inhalte für die Umsetzung in der Aus- und Weiterbildung bedacht werden? Wie scheint das Lernen am effektivsten zu verlaufen?
Sinnvoll für das erfolgreiche Lernen scheint sowohl der schwerpunktmäßige Einsatz von »Fallbeispielen« als auch der »erfahrungsbezogene Unterricht« zu sein, um eine individuelle Auseinandersetzung mit den bereits aufgezeigten Themenschwerpunkten zu erreichen.

Präferiert und empfohlen wird an dieser Stelle ausschließlich eine Methodikwahl, auf ein durchstrukturiertes Curriculum wurde dagegen bewusst verzichtet. Warum sollen es diese ausgewählten Methoden sein?

Fallbeispiele

Den Lernenden kann dabei vermittelt werden, dass der »Fall« immer das interaktive Geschehen (die Person mit ihrer Biografie und evtl. Erkrankungen/Einschränkungen, die Angehörigen, die Organisation und Struktur des Altenheims) in den Mittelpunkt rückt. Bei der konkreten Fallbearbeitung können verschiedene Analyse- und Reflexionsebenen eingeübt und verknüpft werden, die in der Praxis dann idealerweise ihre Anwendung finden. Wünschenswert wäre hier auch, dass sich das weiterqualifizierte Personal als Multiplikator in seiner Einrichtung versteht und somit das bewohnerorientierte Handeln anschließend begleitet. Im Laufe der Auseinandersetzung können institutionelle Gewohnheiten sowie pflegerische Rituale erkannt, hinterfragt und gedeutet werden.

Um die Fälle zu konkretisieren, empfiehlt sich die Bearbeitung in Form von Rollenspielen. In diesem Kontext ist es möglich, auch visionäre Lösungen einzubringen und zu diskutieren, die in der Praxis möglicherweise sofort als nicht umsetzbar eingestuft werden würden. Zudem bietet diese Form die Möglichkeit, den systemischen Ansatz für die pflegerische Tätigkeit zu beleuchten und deren Bedeutung zu erkennen. Der fokussierte Blick auf den Bewohner mit einer bestimmten Geschichte in einer bestimmten Situation wird geschult versus der standardisierten Pflege des Bewohners auf der Station »XY«. Im Rahmen dieses strukturierten Vorgehens ist das Ziel, Schlüsselqualifikationen wie *»wahrnehmen, Gespräche führen, Wissen weitergeben, Ressourcen nutzen«* (*Müller-Hergl* 2003:128) zu vermitteln.

Das Bearbeiten von konkreten Fragestellungen aus der Praxis und deren Reflexion müssen sowohl in der Aus- als auch in der Weiterbildung fest installiert werden. Denn für die Altenpflegekraft stellt das individuelle Fallverstehen den Schlüssel zur Professionalität dar (vgl. *Müller-Hergl* 2003:129).

Erfahrungsbezogener Unterricht

»Erfahrungsbezogener Unterricht soll die Aneignung und Bearbeitung von Erlebnissen und Erfahrungen in Bezug auf die Unterrichtsinhalte ermöglichen. Ausgangsthese ist, daß durch eigenes Erleben, Erfassen und Begreifen Denkprozesse von größerer Dichte und Intensität ermöglicht werden als nur durch Nachdenken und Überlegen« (*Mulke-Geisler* 1990:17 zit. n. *Stemmer* 2001:336).

Diese Methodik ermöglicht neben einer kritischen Auseinandersetzung und Reflexion das Einbeziehen des eigenen Erlebens. Der Auszubildende schlüpft in die Rolle des Anderen, er nimmt eine völlig andere Perspektive ein – nämlich die des Gepflegten; er macht individuelle Erfahrungen, die sein Denken anstoßen.

Was heißt es für die Altenpflegekraft, wenn sie die Autonomie des Bewohners berücksichtigen will? Ist der Wunsch des Bewohners immer mit der fachlichen Perspektive der Pflegenden in Einklang zu bringen? In welchem Dilemma befindet sich die Pflegekraft bei ihren Entscheidungen?

Anhand dieser Fragestellungen wird deutlich, dass autonomieförderndes Verhalten unweigerlich an eine ethische Entscheidungsfindung gekoppelt ist. Nachdem eine Pflege angestrebt werden soll, die dem Bewohner autonome Entscheidungen zusichert, muss dieser Prozess der ethischen Entscheidungsfindung somit eine elementare Aufgabe im Konzept der Aus- und Weiterbildung darstellen. Folgt man hier der These, *»dass die wirkliche und langfristige Identifikation mit Werten und Normen, also die Entwicklung von Haltungen und Einstellungen, oder die Ausprägung des Gewissens, durch die Verordnung rein kognitiver Lernprozesse nicht- oder nur äußerst bedingt- erfolgen kann ...«* (*Sölken* 2001:59), so benötigt man in der Ausbildung als einen weiteren Pfeiler das »erfahrungsbezogene Lernen«, das die Wahrnehmung und das Erleben anspricht. Denn professionelles Handeln bezieht sich nicht nur auf das pflegerisch korrekte Ausführen verschiedener Handlungen, sondern eben auch auf das bewohnerzentrierte, individuelle Tun. So sind wir uns darüber einig, dass ein Bewohner wohl nur gute Pflege erlebt, wenn sie in seinem Sinne stattfindet und von ihm nicht als aufgezwungen erlebt wird. Um zu erfahren, was es heißt, wenn die eigenen Wünsche, Ansichten und Rituale nicht akzeptiert und respektiert werden, ist das Einnehmen der Bewohnerrolle im Alltag der Institution Altenheim sicherlich hilfreich. Diese subjektiven Empfindungen und Erfahrungen sollten im Anschluss in der Gesamtgruppe thematisiert und bearbeitet werden, sodass neben der Reflexion aus den eigenen Erlebnissen auch die Partizipation aus den Anmerkungen und Erfahrungen der anderen Teilnehmer gewährleistet ist.

Ein solches Projekt ist für den Lernenden sicherlich ein »ganzheitlicher« Gewinn, sowohl kognitiv als auch emotional. Es bietet die Möglichkeit, die angestrebten Kompetenzen wie Kommunikation, Reflexion, usw. zu erlernen und zu trainieren; es vermittelt dem einzelnen Lernenden Sicherheit für seine Tätigkeit in der Praxis.

Eine wesentliche Konsequenz für das Qualifizierungskonzept ist, dass Lernende sich mit den individuellen Situationen intensiv auseinander setzen. Dies kann in Form von persönlichen Erfahrungen im Heimalltag als auch anhand von Fallbeispielen im Unterricht geschehen.

Die abschließende These ist daher der Versuch, jeden Einzelnen – den Auszubildenden und den Praktiker – darin zu unterstützen, den fachlichen Anspruch diesbezüglich zu relativieren und dafür die Persönlichkeitsentwicklung anzuregen. Veränderungen finden durch Umdenken statt; autonomiefördernde Pflege kann somit auch nur durch die Veränderung des Bewusstseins jedes Einzelnen stattfinden.

Ein von *Zank* und *Baltes* zusammen mit *Neumann* entwickeltes Trainingprogramm strebt diese Ziele an, indem es auf die Veränderung interaktiver Verhaltensmuster zwischen Pflegenden und Heimbewohnern abzielt. Ursprünglich wurde das Programm zur Steigerung der Selbstständigkeit von Heimbewohnern entwickelt. Es kann jedoch ohne Weiteres in die Entwicklung einer autonomiefördernden Pflege integriert werden. *Zank* und *Baltes* verweisen auf den Zusammenhang zwischen Selbstständigkeit und Autonomie, indem sie auf die Folgen des Unselbständigkeitsunterstützungsmusters[15] in der Altenpflege hinweisen. Heimbewohner zeigen abhängiges und unselbstständiges Verhalten, damit Pflegende ihnen in den AEDL behilflich sind. Das kann dazu führen, dass Autonomie und Lebenszufriedenheit abnehmen, weil noch vorhandene Fähigkeiten nicht mehr genutzt und dadurch möglicherweise verlernt werden. Nicht nur dass Heimbewohner immer unselbstständiger werden, sie verlieren auch mit der Zeit die Kontrolle über ihr (unselbstständiges) Verhalten, was dem Verlust ihres Selbstbestimmungsrechtes gleichzusetzen ist. (vgl. *Zank, Baltes* 1998:67)

Das Training selbst besteht aus den drei Teilen Vermittlung von gerontologischem Wissen, Entwicklung von Kommunikationsfertigkeiten und Verhaltensmodifikationen und wird durch Videoaufzeichnungen, Reflexions- und Supervisionsangeboten begleitet.

Dieses Training wurde von Psychologen durchgeführt, die neben der Erfahrung in der Arbeit mit Gruppen auch praktische Kenntnisse aus der Altenpflege vorweisen konnten. Das Trainingsprogramm bestand aus drei Teilen (Theorieteil – praktischer Teil – Auswertungsteil). Im **Theorieteil** wurden in zehn Gruppensitzungen Inhalte wie Kommunikationskompetenzen, gerontologische Grundkenntnisse[16] und theoretische Grundlagen der Verhaltensmodifikation vermittelt. In der **Praxisphase** (Dauer drei bis vier Wochen) konnten die Teilnehmer die besprochenen Inhalte auf die individuelle Situation eines pflegebedürftigen Menschen beziehen. Per Video wurde das Verhalten der Pflegekraft während der Morgenpflege aufgezeichnet und im dritten **Auswertungsteil** den anderen Teilnehmern in der Gruppe vorgestellt und diskutiert. (vgl. *Zank*, *Baltes* 1998:68ff.)

---

15 Unselbstständigkeitsunterstützungsmuster: unselbstständige Verhaltensweisen von Pflegebedürftigen haben soziale Kontakte zur Folge, selbstständiges Verhalten wird von Pflegekräften ignoriert oder sogar bestraft (vgl. *Zank*, *Baltes* 1998:66).

16 Unter **Gerontologischen Grundkenntnissen** verstehen *Zank* und *Baltes*: Betrachtung der unterschiedlichen Formen des Alterns, Reflexion der stereotypen Altersbilder, Nachdenken über die eigene Berufsrolle, Ursachen von Unselbstständigkeit, Veränderung von Verhalten und Ressourcen im Alter, Rehabilitationsauftrag der Pflege. (vgl. 1998:68)

Folgender Arbeitsauftrag verdeutlicht die Vorgehensweise im Training:

Umzug in ein Heim
Stellen Sie sich vor, Sie sind 81 Jahre alt. Ihre einzige Tochter, die Ihnen bereits jahrelang geholfen hat, zieht mit ihrer Familie in eine andere Stadt. Infolge schwerer Arthritis und einer starken Sehbeeinträchtigung sind Sie nicht mehr in der Lage, allein schwere Hausarbeiten zu verrichten. Da Sie im dritten Stock eines Altbaus ohne Fahrstuhl wohnen, können Sie die Wohnung nicht mehr ohne fremde Hilfe verlassen. Nach längeren Gesprächen mit Ihrer Tochter entscheiden Sie sich für einen Umzug in ein Pflegeheim.

Versuchen Sie, sich einmal für fünf Minuten in die Rolle dieser alten Frau – es könnte auch ein älterer Mann sein – zu versetzen, die nun ins Pflegeheim umzieht. Schreiben Sie bitte auf, was Ihnen dazu einfällt.

1. Welche Gefühle haben Sie dabei?
2. Was müssen Sie alles aufgeben?
3. Wie verändert sich Ihr Tagesablauf?

(entnommen aus *Neumann et al.* 1997)

Literatur zur Kompetenzentwicklung in der Pflege

Dornheim, J. et al.: Ein empirisch begründetes Bildungsmodell zur Förderung der kommunikativen Kompetenz in der Pflege. PR-Internet – Pflegepädagogik, 5 (2003) 3, S. 108–123.

Hoffmann-Gabel, B.: Besser verstehen lernen. Kommunikation in helfenden Berufen. Vincentz-Verlag, Hannover, 1999.

Höflich, J. R.: Kommunikation im Krankenhaus. Aspekte zwischenmenschlicher Beziehungen im pflegerischen Bereich. In: Reimann, H.; Harant, S. (Hrsg.). Augsburger Schriften zur Wirtschaftssoziologie. Maro Verlag, Augsburg, 1984.

Müller-Hergl, C.: Personen – Programme – Prozeduren. Perspektiven einer Weiterbildung für Demenzpflege und Gerontopsychatrie im Praxisverbund. In: Tackenberg, P.; Abt-Zegelin, A. (Hrsg.). Demenz und Pflege. Eine interdisziplinäre Betrachtung. Mabuse Verlag, Frankfurt 2003.

Neumann, E.-M. et al.: Selbstständigkeit im Alter. Ein Trainingsprgramm für Pflegende. 2. korr. Auflage (2 Bände). Huber-Verlag. Bern 1997.

Olbrich, C.: Kompetenz und Kompetenzentwicklung in der Pflege – Eine Theorie auf der Grundlage einer empirischen Studie. In: Kriesel, P. et al. (Hrsg.). Pflege lehren – Pflege managen. Eine Bilanzierung innovativer Ansätze. Mabuse-Verlag, Frankfurt 2001.

Schulz von Thun, F.: Miteinander reden 1. Störungen und Klärungen. Rowohlt, Reinbek bei Hamburg 2001.

Siebert, H.: Pädagogischer Konstruktivismus. Eine Bilanz der Konstruktivismusdiskussion für die Bildungspraxis. Luchterhand Verlag, Neuwied, Kriftel 1999.

Sing, D.: Projekt »Interaktionsarbeit in der Pflege«: Der pflegebedürftige alte Mensch – vom Objekt zum Subjekt. In. Pflegezeitschrift 56 (2003) 3, S. 196–198.

Sölken, U.: Schülerinnen erleben ein Altenheim einmal anders. Ein prämiertes Projekt der Robert Bosch Stiftung. In: Fachhochschule Bielefeld, Fachbereich Pflege und Gesundheit (Hrsg.). Reader: Workshop Ethik und Gewalt in der Pflege am 16. November 2000, Nr. 7. © Knigge-Demal, B., Bielefeld 2001.

Taubert, J.: Pflege auf dem Weg zu einem neuen Selbstverständnis: berufliche Entwicklung zwischen Diakonie und Patientenorientierung. Mabuse-Verlag, Frankfurt am Main 1992.

7.2 Was Pflegende zur Förderung der eigenen Autonomie tun können

Andreas Zimber

»Sorgt für Eure Gesundheit, ohne diese kann man nie gut sein.«
Friedrich Schiller

Pflegen fängt bei sich selbst an: Warum ist Selbstpflege gerade in der Pflege so wichtig?

Die professionelle Pflege stellt erhebliche Anforderungen an die Belastbarkeit der Beschäftigten: Körperliche Schwerstarbeit, psychische Belastungen, kurzfristige Vertretungen und Personalausfälle, auch Mängel in der Organisation und Teamarbeit stellen für Pflegende starke Belastungen und damit auch Gesundheitsgefährdungen dar (vgl. *Zimber, Weyerer* 1999). Um diesen Beruf gesund und zufrieden stellend bis ins Rentenalter ausüben zu können, ist ein bewusster, umsichtiger Umgang mit den eigenen körperlichen und psychischen Ressourcen unabdingbar.

Aber nicht nur für die eigene Gesunderhaltung, sondern auch für den Erfolg der Pflegetätigkeit selbst sind Zufriedenheit und Wohlbefinden der Pflegenden wichtige Voraussetzungen: Die eigene Autonomie wie auch die anderer Menschen kann nur derjenige erfolgreich fördern, der auch für die eigene Leistungsfähigkeit dauerhaft Sorge trägt. Wichtige eigene Ressourcen, um Leistungsfähigkeit und Gesundheit im Pflegeberuf zu erhalten, bestehen in der Altenpflege insbesondere darin (vgl. *Kämmer, Huhn* 2002):

- Aufmerksamkeit für die eigenen Bedürfnisse zu entwickeln,
- mit Stress und Zeitknappheit angemessen umzugehen,
- Körper und Seele in Balance zu bringen,
- Entspannungsphasen und Pausen einzulegen,
- im und außerhalb des Berufs Spaß und Humor zu pflegen,
- sich bei Bedarf Unterstützung zu besorgen und
- Wertschätzung zu erfahren und selbst auszudrücken.

Um sich diese Ressourcen zu erschließen und sie langfristig zu erhalten, ist bei den Beschäftigten ein breites Spektrum von Fähigkeiten notwendig (vgl. *Oelke* 1998, Abbildung 8).

Neben fachlichen, methodischen und sozialen Kompetenzen ist gerade bei der Pflegetätigkeit auch die »personale« oder Selbstpflege-Kompetenz gefragt. Unter der Selbstpflege-Kompetenz versteht man die Fähigkeit, mit den Anforderungen des Pflegeberufs, mit dem eigenen Körper und der Psyche angemessen umzugehen (vgl. *Kristel* 1998; *Mamerow* 2002). Nach dem Pflegekonzept von *Dorothea Orem* (vgl. *Canagh* 1995) führen Krankheit und Krisen zu einem Rückgang der Selbstpflegekräfte. Dies führt dazu, dass andere Menschen, zum Beispiel

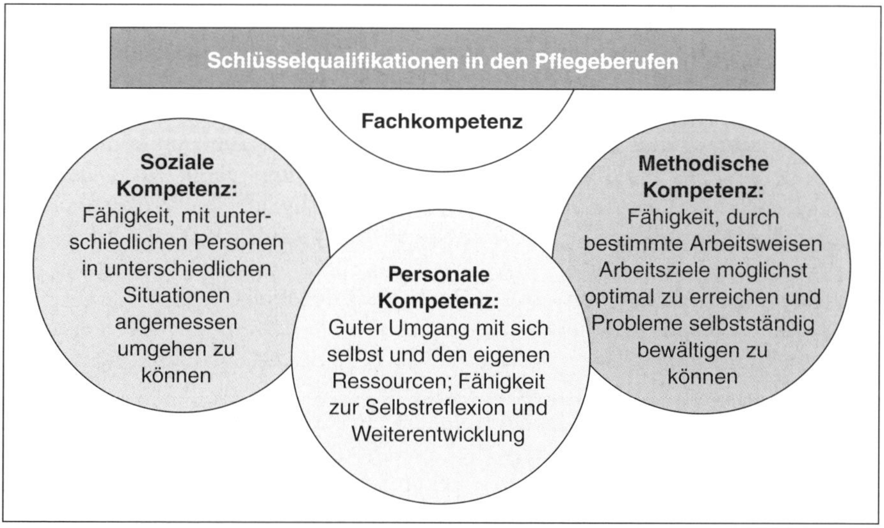

Abb. 8: Berufliche Handlungskompetenzen in den Pflegeberufen.

Pflegekräfte, tätig werden müssen. Dieses Konzept lässt sich auch auf die Pflegenden selbst übertragen: Diese sorgen gerade in Krisenzeiten nicht so gut für sich, wie sie es eigentlich könnten, leben ungesünder, rauchen und trinken mehr, bewegen sich weniger und entspannen sich schlechter. Um auf Dauer für andere Menschen tätig sein zu können, muss jedoch eine gewisse Energie vorhanden sein, die sich Pflegende durch eine regelmäßige und konsequente Selbstpflege verschaffen müssen.

In welchen Situationen im Pflegealltag die Selbstpflege-Kompetenz besonders gefordert ist, wird an folgendem Beispiel deutlich:

Am Wochenende geht es im Wohnbereich 3 wieder einmal hektisch zu: Zwei Pflegekräfte betreuen in der Spätschicht 30 Bewohner. Frau Gnädig, die neben den Folgen eines Schlaganfalles an Herzproblemen leidet, geht es am Samstag Nachmittag sehr schlecht. Am Abend muss der Notarzt gerufen werden, der sie in die Notaufnahme verlegt. Nach acht Stunden anstrengender Arbeit ohne Pause muss der Hergang noch am gleichen Tag dokumentiert werden, was den zwei Pflegekräften jeweils eine halbe Überstunde einbringt. Beide Pflegende klagen am Abend über starke Rücken- und Kopfschmerzen. Am nächsten Morgen befinden sich diese zwei Pflegekräfte wieder im Dienst. Gleich drei Angehörige wollen mit einer der Pflegenden sprechen. Pflegerin Meier verliert die Nerven und reagiert beim dritten Angehörigen gereizt. Dieser beschwert sich am nächsten Tag über sie bei der Wohnbereichsleitung.

Welche besonderen Fähigkeiten braucht Pflegerin Meier, um diese schwierige Arbeitssituation ohne Schaden zu überstehen? Nach acht Stunden Arbeit ohne Pause und einer halben Überstunde ist es kein Wunder, dass die Pflegerin danach körperlich und psychisch am Ende ist. Möglicherweise hätte sie die Überlastungssymptome früher erkennen und rechtzeitig darauf reagieren können, z. B. indem sie sich zur Entlastung kurzfristig Unterstützung geholt hätte. Vielleicht hätte sie sich auch die Beschwerde erspart, wenn sie sich ihrer Gereiztheit gegenüber den Angehörigen früher bewusst geworden wäre.

Wie gut sorgen Sie für sich? Das KDA-Selbstpflegeblatt

Wie bereits oben am Beispiel des Konzeptes von *Dorothea Orem* aufgezeigt, lassen sich Pflegemodelle auch auf die Selbstpflege der Beschäftigten übertragen. Ein Modell, das sich zur Auseinandersetzung mit den eigenen Lebensaktivitäten gut eignet, ist das Konzept der »Aktivitäten und existenziellen Erfahrungen des Lebens (AEDL)« von *Krohwinkel* (vgl. *Sowinski et al.* 1997). Zumindest zwölf der 13 dort abgebildeten Fähigkeiten stellen begehbare Wege dar, die eigene Gesundheit zu erhalten und zu fördern (siehe Abbildung 9).

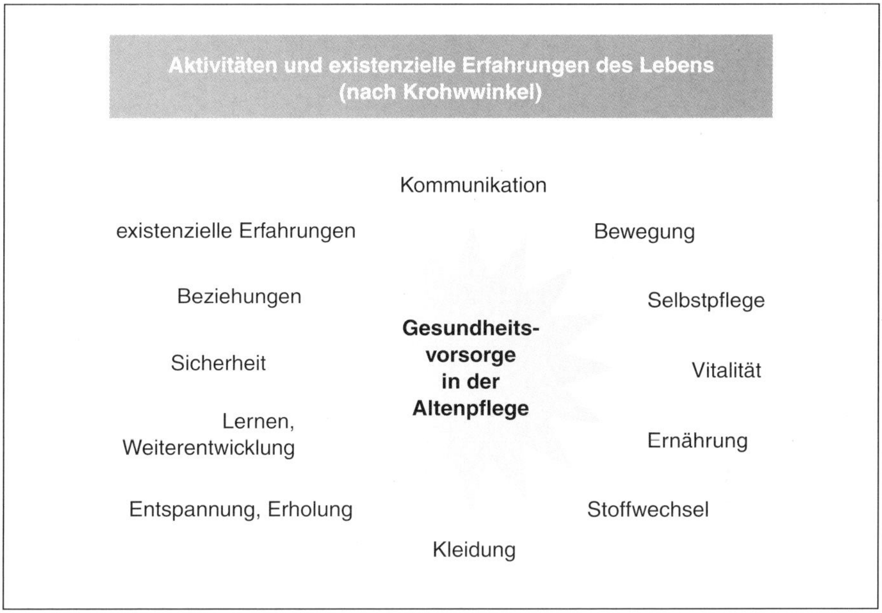

Abb. 9: Übertragung des Pflegemodells von Krohwinkel auf die Selbstpflege (auf der Grundlage von Luise-Schleppe-Haus 2002).

Zur Analyse des eigenen Selbstpflegeverhaltens wurde vom *Kuratorium Deutsche Altershilfe* (KDA) das so genannte »Selbstpflegeblatt« entwickelt (siehe Abbildung 10). Pflegende können damit anhand täglicher Aufzeichnungen überprüfen, in welchen Bereichen sie gut mit sich umgehen und in welchen nicht. Auf dem Protokollblatt wird dokumentiert und nach einer Woche bilanziert,

- wie viel Schlaf Pflegende bekommen,
- was und wie viel sie essen,
- wie viel Flüssigkeit sie zu sich nehmen,
- wie viel Bewegung sie sich täglich verschaffen und
- welche schönen Erlebnisse, sozialen Kontakte und Hobbys sie haben.

Fast alle Personen, die mit dem Selbstpflegeblatt bisher gearbeitet haben, waren schockiert darüber, wie ungesund sie leben. Einige wollten das Protokoll nicht mehr weiterführen, weil sie die Bilanz zu sehr belastete. Andere entschlossen sich, die Selbstbeobachtung fortzusetzen und stellten nach einiger Zeit positive Veränderungen z. B. beim Köpergewicht fest.

Selbstpflegeblatt

Kopiervorlage

	Ruhen und Schlafen: Einschlafzeit	Ruhen und Schlafen: Aufstehzeit	Ruhen und Schlafen: geschlafene Std.	Essen und Trinken: Was wurde wann gegessen	Essen und Trinken: Flüssigkeitsmenge	Essen und Trinken: Bilanz	Bewegung/ Sport	Soziale Kontakte/ schöne Erlebnisse/ Hobbys	Was war nicht so gut	Fazit
Beispiel	*23.30*	*7.15*	*7,5*	*Apfel* *2 Brötchen mit Marmelade* ◯ *Wiener Schnitzel und Salat* ◯ *Kirschstreusel* *Pizza* ◯	*0,5 l* *1 l* *1,5 l*	*Die Pizza am Abend war zu viel*	*1/2 Std. mit Hund spazieren* *etwas Gymnastik*	*Mit meinem Sohn Fußball gespielt* *Abends Kegeln mit Freunden*	*Schon wieder nicht NEIN gesagt*	*Trotz Ärger, schöner Tag* *früher ins Bett gehen*
MO				◯ ◯ ◯						
DI				◯ ◯ ◯						
MI				◯ ◯ ◯						
DO				◯ ◯ ◯						
FR				◯ ◯ ◯						
SA				◯ ◯ ◯						
SO				◯ ◯ ◯						

Wochenfazit:

Entwurf: Christine Sowinski, Kuratorium Deutsche Altershilfe (KDA), November 1995

Grafik: TGK Wienpahl, Köln

Abb. 10: Selbstpflegeblatt Kuratorium Deutsche Altershilfe (o. J.).

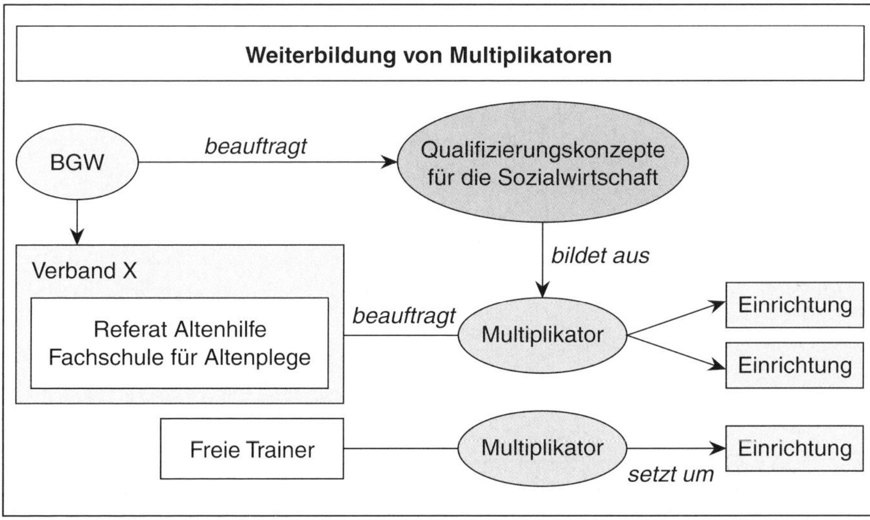

Abb. 11: Konzept der Qualifizierungsmaßnahme »Gesundheitsförderung durch Schlüsselqualifikationen«.

Qualifizierung zur Selbstpflege: Das BGW-Qualifizierungsprogramm »Gesundheitsförderung durch Schlüsselqualifikationen«

Im Auftrag des u. a. für die Pflegeberufe zuständigen Unfallversicherungsträgers, der *»Berufsgenossenschaft für Gesundheitsdienst und Wohlfahrtspflege (BGW)«*, wurde das Qualifizierungsprogramm »Gesundheitsförderung durch Schlüsselqualifikationen« entwickelt mit dem Ziel, die sozialen, methodischen und vor allem die Selbstpflegekompetenzen von Altenpflegekräften zu fördern (vgl. *Zimber* 2001; *Gregersen, Harms, Zimber* 2004). Ein auf diese Themen abgestimmtes Trainingsprogramm wurde in elf Alten- und Pflegeheimen erfolgreich erprobt. Auch mehrere Monate nach Abschluss zeigte sich ein Anstieg vor allem bei der personalen Kompetenz und im Klima mit den Heimbewohnern. Ebenso ließen sich die psychischen Belastungen deutlich reduzieren. Diese positiven Erfahrungen wurden zur Weiterentwicklung des Programms genutzt: Um Einrichtungen möglichst flächendeckend mit dem Angebot zu versorgen, wurden bisher ca. 50 Multiplikatoren ausgebildet, die den Verbänden und Trägern der Altenhilfe angegliedert sind und die Qualifizierungsmaßnahme als Inhouse-Schulung durchführen (vgl. Abbildung 11).

Der Inhalt der Trainings soll sich so weit wie möglich am Bedarf der jeweiligen Einrichtung orientieren. Dies bedeutet, dass Bausteine zur Verbesserung jener Kompetenzen eingesetzt werden, bei denen vorher ein Defizit festgestellt wurde (Tabelle 2).

Tabelle 2: Bausteine der Qualifizierungsmaßnahme.

Bausteine für alle Mitarbeiter: • Stressimmunisierungstraining • Kommunikation bewusst gestalten • Konflikttraining • selbst organisiert arbeiten • eigene Interessen selbstsicher vertreten • mit schwierigen Pflegesituationen konstruktiv umgehen • Berufs- und Lebensperspektiven entwickeln
Bausteine für Führungskräfte: • Mitarbeitergespräch • Anleiten und Unterweisen • Besprechungen leiten • Zeitmanagement

Aus diesem Qualifizierungsprogramm werden im Folgenden zwei Bausteine, mit denen die eigene Gesundheit und auch die Autonomie der Gepflegten gefördert werden kann, beispielhaft näher skizziert.

7.2.2.1 Selbstorganisiertes Arbeiten

Zeitmangel ist in den Pflegeberufen eine häufige, wenn nicht sogar die häufigste Klage. Er ist zum einen durch die hohen Anforderungen und die knappen personellen Ressourcen, zum anderen jedoch durch Probleme in der Arbeitsweise der Beschäftigten bedingt: Nicht immer arbeiten Pflegekräfte effektiv, also ohne Zeitvergeudung. Um mit der Arbeitszeit effizienter umgehen zu lernen und andererseits Hektik oder Termindruck zu vermeiden, empfehlen sich eine Reihe von Arbeitstechniken, die als selbst organisiertes Arbeiten bezeichnet werden können.

Folgende Beobachtung führte *Brater* und *Maurus* (1997) auf eine viel versprechende Spur: Von den Pflegenden wird mitunter mehr oder weniger bewundernd berichtet, dass es in ihrem Team den einen oder anderen Kollegen gäbe, der sich einfach auch im dicksten Arbeitsdruck selten aus der Ruhe bringen lasse und der fast immer pünktlich mit der Arbeit fertig ist – ganz egal, was alles los war oder wie dünn die Schicht besetzt war … Die Autoren sind auf Pflegende gestoßen, die es keineswegs zwangsläufig notwendig finden, dass Pflege unter den gegebenen Bedingungen hektisch ablaufen müsse; nach ihren Aussagen entsteht Zeitdruck nur dann, wenn »*ich innerlich mit der Situation nicht zurechtkomme*«.

Grundlage der Selbstorganisation ist also die Fähigkeit, trotz Zeitmangel und Hektik **innerlich ruhig und gelassen zu bleiben** und den Anforderungen, die sich einem stellen, **souverän** zu begegnen. Nach *Brater* und *Maurus* kommt es darauf an, dass man:

- sich einen gewissen **Gleichmut** bewahrt; egal, welche Ereignisse während des Dienstes auf einen zukommen;
- **vorausschauend** denkt, was sich ereignen könnte, statt nur zu warten, was passiert;
- jederzeit den **Überblick** über die Zeit und die vorgenommenen Arbeiten behält, statt sich in Einzelheiten verwickeln zu lassen;
- sich auf das, was man gerade tut, voll **konzentriert**, statt sich bereits um anderes zu sorgen.

Zu all dem braucht man ein hohes Maß an Selbstdisziplin. Das heißt, dass es bei der Selbstorganisation als Erstes darum geht, sich selbst, seine eigene Nervosität und Hast, aber auch die eigenen Ansprüche in den Griff zu bekommen und sich als »Herr bzw. Frau des Verfahrens« den Anforderungen zu stellen. Dabei geht es weder darum, alle Anforderungen abzublocken, noch darum, allen nachzugeben, sondern es kommt darauf an, überlegt und bewusst zu entscheiden, was in dieser Situation in welcher Art und Weise machbar ist und was nicht.

In Ruhe zu pflegen, erreicht man durch keine Hilfsmittel, keine Tricks und keine technischen Raffinessen, sondern nur dadurch, dass man an sich selbst arbeitet. Der Arbeit, die da auf einen zukommt, souverän zu begegnen, die richtige Entscheidung zu treffen und sich von den Ereignissen und dem Zeitdruck nicht mitreißen zu lassen, ist eine wesentliche Grundlage professioneller Arbeit in der Altenpflege, die man genauso beherrschen und lernen muss, wie die Fähigkeit, einen Verband zu wechseln. Nur wenn man über diese Souveränität verfügt, kann man die im Folgenden dargestellten selbst organisierten Vorgehensweisen erfolgreich verwirklichen:

Sich auf den Dienst innerlich vorbereiten: Entscheidende Weichen für das Pflegen in Ruhe werden bereits gestellt, bevor die eigentliche Pflege beginnt – also **vor** dem Dienst und in der ersten halben Stunde des Dienstes. Man kann seine eigene seelische Verfassung innerlich stabilisieren und sich wappnen, wenn man bereits vor dem eigentlichen Arbeitsbeginn die bevorstehenden Arbeitsstunden für sich in Gedanken durchgeht. Mögliche Leitfragen für die innere Vorbereitung sind:

- Was weiß ich schon über meine Arbeit heute?
- Wer hat mit mir Dienst?
- Welche Bewohner habe ich heute voraussichtlich zu pflegen?

- Welche Aufgaben, die heute dran sind, kenne ich schon, welche sind außerhalb der Routine?
- Welche Aufgaben sind von gestern übrig geblieben, die ich heute erledigen muss?

Den Arbeitstag strukturieren: Führen Sie folgende Arbeitsschritte zur Vorbereitung ihres Arbeitstages durch, **bevor** Sie sich an die Arbeit machen:

1. Sammeln Sie für den Tagesablauf notwendige Informationen, zum Beispiel:
   - Für welche Bewohner bin ich heute zuständig? (Informationen z. B. bei der Schichtleitung)
   - Welche Termine haben diese Bewohner heute? (Informationen z. B. im Stations-Kalender)
   - Welcher Bewohner braucht heute welche Pflege und Betreuung? (Informationen z. B. im Übergabegespräch oder über schriftliche Dokumentation)
   - Wer bekommt heute wann welche Medikamente? (Informationen z. B. im Dokumentationssystem)
   - Was liegt heute sonst noch an, z. B. Wäsche, Arbeitskreise, Besuche etc.? (Informationen z. B. bei der Schichtleitung)
2. Machen Sie einen **Informationsrundgang** von fünf bis zehn Minuten durch die Zimmer der von ihnen betreuten Bewohner!
3. Nehmen Sie sich ca. zehn Minuten Zeit für einen **Arbeitsplan,** den Sie am besten schriftlich festhalten sollten. Dieser beinhaltet (siehe Tabelle 3):
   - die Reihenfolge der Pflege,
   - die Gewohnheiten der Bewohner,
   - was bei wem getan werden muss/sollte und
   - wie viel Zeit benötigt wird bzw. zur Verfügung steht.

Planen Sie dabei unbedingt auch Pufferzeiten, Pausenzeiten und genügend Zeit für die Dokumentation ein!

4. Verabreden Sie mit den Bewohnern, was heute zu welchen Zeiten erledigt werden soll.
5. Packen Sie alles Material für Ihre Schicht auf den Pflegewagen, damit Sie später alle benötigten Dinge in Reichweite haben – dies spart unnötige Wege!

Den Arbeitsprozess reflektieren und flexibel auf die Bewohner abstimmen: Wenn Sie selbst organisiert arbeiten möchten, ist nicht allein die Vorbereitung Ihrer Arbeitsschritte entscheidend. Auch die Arbeitsweise selbst sollte durch eine reflektierte und umsichtige Haltung geprägt sein:

- Bevor Sie ein Bewohnerzimmer betreten, ist es hilfreich, wenn Sie sich schon vor dem Anklopfen auf den Bewohner kurz einstellen (»geistiges Händewaschen«).

Tabelle 3: Ausschnitt aus dem Arbeitsplan einer Pflegekraft (exemplarisches Beispiel).

Bewohner (in der Reihenfolge der Pflege)	**Gewohnheiten**	**Was tun?**	**Wieviel Zeit?**
• Frau Gnädig	Steht gerne früh auf Kann die Körperpflege überwiegend selbstständig durchführen	Wecken, Essenswünsche erfragen Pflegeutensilien zur Verfügung stellen, Hilfe leisten bei der Körperpflege	20 Minuten
• Fr. Mayer	Bettlägerig und an Demenz erkrankt Braucht Zeit zum Wachwerden	Sanft wecken, Gesicht waschen, Übernahme der Körperpflege	45 Minuten
• Hr. Müller	Macht gerne Morgengymnastik	Fragen, ob Hr. Müller noch Hilfestellung bei der Körperpflege benötigt. Morgengymnastik	15 Minuten
• Fr. Eisele	Steht gerne etwas später auf, liest gerne die Zeitung	Wecken, Zeitung vorbeibringen, Essenswünsche erfragen Bei Bedarf auf Toilette begleiten, anziehen	25 Minuten

- Stellen Sie sich bei Ihren Handlungen auf die Langsamkeit alter Menschen ein! Überforderung und Widerstand kann Ihnen später viel mehr Zeit rauben, als Sie durch überschnelle Handlungen kurzfristig einsparen.
- Versuchen Sie vorausschauend zu denken und zu handeln: Worauf müssen Sie sich aus Ihrer Erfahrung als Nächstes einstellen? Welche Unterbrechungen können Sie vorwegnehmen (indem Sie z. B. mit einem Bewohner gleich einen Toilettengang vornehmen, bevor er später nach Ihnen klingelt)?
- Behalten Sie den Überblick über Ihren Arbeitsplan: Wo stehe ich aktuell? Kann ich den Plan einhalten? Oder muss ich ihn umstellen, weil die Bedürfnisse eines Bewohners oder eines Teams Vorrang vor der eigenen Planung haben?
- Machen Sie sich Gedanken oder Notizen darüber, was später zu dokumentieren oder Ihren Kollegen bei der Übergabe mitzuteilen ist.
- Was muss den Kollegen mitgeteilt werden (z. B. Unerledigtes, besondere Ereignisse)?
- Was muss wann noch ausführlicher besprochen werden?
- Was ist für die Kollegen aufschlussreich oder amüsant, muss aber nicht unbedingt gesagt werden?
- Schließen Sie Ihre Schicht/Ihren Arbeitstag mit einem Rückblick ab: Was ist bereits erledigt? Was ist für die nächste Schicht oder den nächsten Tag übrig geblieben? Womit waren Sie zufrieden oder unzufrieden?

Bei der Umsetzung selbst organisierten Arbeitens sind folgende **Einstellungen** und **Haltungen** hilfreich:

- Bewahren Sie **innere Ruhe**, wenn einmal etwas »aus der Reihe« läuft!
- **Machen Sie lieber Abstriche, als zu hetzen:** Die Qualität der Betreuung ist den Bewohnern viel wichtiger, als dass Sie alles perfekt machen. Lassen Sie im Zweifelsfall bestimmte Leistungen weg, bevor Sie sich selbst oder die Bewohner überfordern!

7.2.2.2 Mit schwierigen Pflegesituationen konstruktiv umgehen

Bei Humandienstleistungen wie der Altenpflege ist man ständig mit schwierigen zwischenmenschlichen Situationen und mit den intensiven Gefühlen, die dabei auftreten, konfrontiert: Positive Gefühle wie Nähe, Anerkennung der eigenen Arbeit oder Stolz auf den Erfolg der Pflege wechseln sich ab mit Trauer beim Verlust nahe stehender Menschen oder Grenzerfahrungen beim Erleben von Krankheit, Tod und Sterben. Nach Ergebnissen der Stressforschung (vgl. z. B. *Zimber, Weyerer* 1999) gehen folgende Situationen in der Altenpflege für das Personal mit hohen emotionalen Belastungen einher: die Konfrontation mit Aggressivität, Depressivität, chronischer Krankheit, Tod und Sterben der Bewohner; der eigene Umgang mit Nähe und Distanz sowie mit Ekelgefühlen bei Urin, Exkrementen und Erbrochenem.

Hinzu kommt, dass die bestehende Personalknappheit das Eingehen auf Gefühle, wie es sich Pflegende wünschen würden, nur begrenzt zulässt. Diese Diskrepanz zwischen den eigenen Berufszielen und dem Machbaren lässt Pflegende immer wieder hinter den eigenen Ansprüchen zurückbleiben. Dies hat häufig Schuldgefühle und Selbstwertprobleme zur Folge, die in ein so genanntes Burn-out-Syndrom münden können.

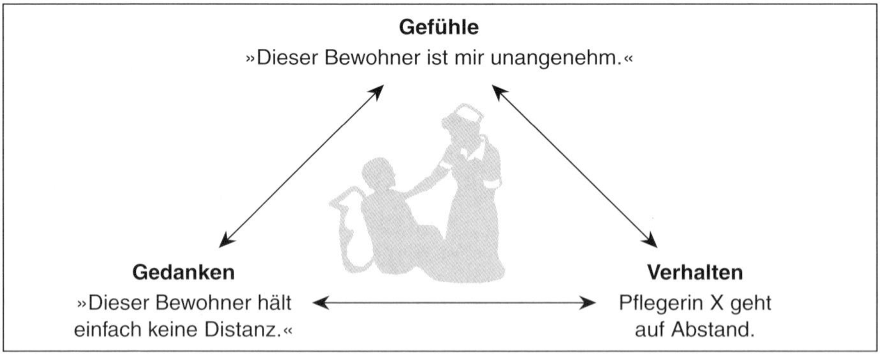

Abb. 12: Wechselwirkungen von Gedanken, Gefühlen und Verhalten in Pflegesituationen (Beispiel).

Bei Gefühlsreaktionen spielen Gedanken oder Bewertungen eine wesentliche Rolle. Gedanken, Gefühle und Verhalten beeinflussen sich, wie folgendes Beispiel zeigt, wechselseitig (vgl. Abbildung 12).

Am Beispiel wird deutlich, dass Gefühlszustände keineswegs schicksalhaft, sondern durchaus der Regulation und Kontrolle zugänglich sind. Wie kann nun auf die eigenen Gefühle aktiv Einfluss genommen werden (vgl. Tabelle 4)?

Tabelle 4: Einflussnahme auf die eigenen Gefühle.

Wie auf die eigenen Gefühle Einfluss genommen werden kann
• **Eingriffe in die Umwelt sowie durch Ortswechsel:** Um bestimmte emotionale Reaktionen bereits in ihrer Entstehung zu verhindern, sollte überlegt werden, wie die auslösende Situation vermieden werden kann. Ist eine emotionale Reaktion bereits im Gange, kann eine kurze Unterbrechung die oft zu beobachtende Eigendynamik abbremsen. • **Veränderung der Wahrnehmung und Einschätzung der Situation:** Negative Gedanken sind zwangsläufig mit negativen Gefühlen verbunden. Über eine Veränderung der Gedanken hin zu hilfreichen, der Situation angemessenen Überlegungen kann eine Neubewertung der Situation erzielt werden, die positivere Gefühle ermöglicht. Hilfreich sind hierbei der Perspektivenwechsel (Wie beurteilt z. B. das Gegenüber die Situation?), die zeitliche Distanz (Wie würde der Betroffene einige Tage später darüber denken?) und das Modellernen (Wie geht z. B. eine erfolgreiche Kollegin mit einer solchen Situation um?) Bei manchen emotional schwierigen Situationen stoßen allerdings Versuche, diese positiver zu bewerten, an Grenzen. Hier kann es hilfreich sein, deren Berechtigung nicht in Frage zu stellen und sie als unvermeidlich zu akzeptieren. • **Verstehen der Gefühlsreaktion:** Durch ein unvollständiges Verständnis eines akut auftretenden Gefühls wird der angemessene Umgang mit der Problemsituation erschwert. Das »Hineinhorchen«, d. h. das Erkennen und Verstehen von Emotionen, kann es in einem neuem Licht erscheinen lassen. • **Einflussnahme auf den körperlichen Zustand:** Auch »autonome« Körperfunktionen, z. B. des Atmungs- und Herz-Kreislauf-Systems, können bewusst beeinflusst werden. Gute Erfahrungen werden mit der Rückmeldung körperlicher Zustände (engl.: »Biofeedback«) oder mit bestimmten Entspannungsverfahren wie der Progressiven Muskelrelaxation und dem Autogenen Training erzielt.

Wie die aktive Einflussnahme auf Gefühle bei realen Pflegesituationen aussehen kann, zeigt folgendes Beispiel:

Frau Luchs, die früher von der Sozialhilfe gelebt hat, sitzt beim Mittagessen zusammen mit Frau Gnädig und Frau Eisele am Tisch und beschwert sich wieder einmal über das Essen, das von allen anderen Bewohnern gelobt wird. Heute meint sie: **»So einen Saufraß würde ich nicht einmal meinen Hühnern vorsetzen.«**

Welche Möglichkeiten bestehen, auf die Gefühle von Frau Luchs bzw. der Pflegerin positiv Einfluss zu nehmen? Frau Luchs z. B. könnte angekündigt werden, dass sie ihr Essen auch auf dem Zimmer einnehmen kann, wenn sie nicht bereit ist, ihre Wortwahl zu mäßigen (Eingriff in die Umwelt); oder die Pflegekraft könnte sich an die Biografie von Frau Luchs erinnern, die von einem langen sozialen Abstieg gezeichnet war, den sie bis heute noch nicht verkraftet hat (Veränderung der Wahrnehmung); oder die Pflegekraft könnte sich überlegen, warum überhöhte Ansprüche bei ihr rasch Ärger und Ablehnung auslösen, z. B. weil sie sich immer dazu gezwungen hat, mit allem zufrieden zu sein (Verstehen der eigenen Gefühlsreaktion); oder die Pflegekraft könnte tief Luft holen und bis zehn zählen, um den ersten Ärger verfliegen zu lassen (Einflussnahme auf den körperlichen Zustand).

Die berufliche Auseinandersetzung mit Gefühlen birgt nicht nur Risiken, sondern auch Chancen. Viele Pflegende wählen gerade deshalb ihren Beruf, weil sie in der Begleitung und Hilfestellung für alte Menschen in dem letzten Lebensabschnitt eine sinnvolle und die eigene Persönlichkeit bereichernde Tätigkeit sehen. Voraussetzungen dafür, dass diese Auseinandersetzung gelingen kann, sind zum einen geeignete Arbeitsbedingungen, insbesondere genügend Zeit, damit die Bedürfnisse der betreuten Menschen nicht ignoriert und die damit verbundenen eigenen Gefühle nicht verdrängt werden müssen. Zum anderen gehört zur erfolgreichen Auseinandersetzung eine gelingende innere Bewältigung der Emotionen, die mit der Tätigkeit verbunden sind. Diese Gefühle bei sich selbst zu erkennen, zu verstehen und mit Kollegen auszutauschen, ist für die Psychohygiene der Pflegenden von zentraler Bedeutung.

Literatur

Brater, M.; Maurus, A.: Wider die Fremdbestimmung. Selbstorganisiertes Arbeiten in der stationären Altenpflege. Altenpflege Forum (1997) 3, S. 25–29.

Canagh, S. J.: Pflege nach Orem. Lambertus Verlag, Freiburg i. B. 1995.

Gregersen, S., Harms, P. & Zimber, A.: Gesundheitsförderung durch Schlüsselqualifikationen. Dokumentation. Berufsgenossenschaft für Gesundheitsdienst und Wohlfahrtspflege (BGW), Hamburg 2004.

Kämmer, K.; Huhn, S.: Hilfe für die Helfer. Altenpflege (2002) 3, S. 43–47.

Kristel, K. H.: Gesund pflegen. Streßbewältigung und Selbstpflege. Urban & Schwarzenberg, München 1998.

Kuratorium Deutsche Altershilfe (o. J.). Selbstpflegeblatt, als Download-Datei erhältlich auf der Homepage der KDA. Im Internet: www.kda.de.

Kraus, C.: Pflege den Pflegenden – wie eine Einrichtung den Prozess von unten aufrollt. Vortragspapier. Luise-Schleppe-Haus und Schloss, Stuttgart 2002.

Mamerow, R.: Selbstpflege. Die Kunst, im Beruf gesund und zufrieden zu sein. Urban & Fischer, München 2002.

Oelke, U.: Schlüsselqualifikationen als Bildungsziele für Pflegende. Ein Systematisierungsversuch im Rahmen der bundesdeutschen berufspädagogischen Diskussion. Pflegemanagement (1998) 2: S. 42–46.

Sowinski, C. et al.: Theoriegeleitetes Arbeiten in Ausbildung und Praxis. Ein Baustein zur Qualitätssicherung in der Altenpflege. Forum 24. Kuratorium Deutsche Altershilfe, Köln 1997.

Zimber, A.: Gesundheitsförderung in der stationären Altenpflege: Effekte eines Qualifizierungsprogramms für Mitarbeiter und Leitungskräfte. In: Badura, B.; Litsch, M.; Ch. Vetter (Hrsg.): Fehlzeitenreport 2000. Zukünftige Arbeitswelten: Gesundheitsschutz und Gesundheitsmanagement (S. 213–230). Springer, Berlin 2000.

Zimber, A., Weyerer, S.: Arbeitsbelastung in der Altenpflege. Verlag für Angewandte Psychologie, Göttingen 1999.

7.3 Heimeintrittsplanung

Martin Huber

Kurzüberblick

Pflegende können entscheidend darauf Einfluss nehmen, wie pflegebedürftige Menschen den Umzug in ein Pflegeheim erleben, indem sie Konzepte für den Heimeintritt entwickeln. Es werden Anregungen für die konzeptionelle Entwicklung gegeben, in dem auf Kernaspekte, wie die richtigen Informationen geben, Bewohner als Pate bei der Heimbesichtigung, Angebot des Wohnens auf Probe eingegangen wird.

Anhand eines Konzeptes werden die Aspekte aufgegriffen und mit zwei konkreten Beispielen der Ablauf eines Einzugs in eine Einrichtung des betreuten Wohnens vorgestellt.

7.3.1 Bedeutung des Heimeintritts für ältere Menschen

Der Umzug in ein Heim ist in der Regel eine einschneidende Veränderung im Leben der älteren Menschen. Der »Dritte Altenbericht zur Lage der älteren Generation« beschreibt das so: »*Man tritt ein in eine Institution bzw. einen*

Großhaushalt, der nach völlig anderen Regeln strukturiert ist als ein Privathaushalt. Der dadurch bedingte Verlust an individuellen Entscheidungsspielräumen korrespondiert bei (zunehmender) Pflegebedürftigkeit mit einer häufig abnehmenden Selbstständigkeit und Selbstbestimmungsmöglichkeit« (*Bundesministerium für Familie, Senioren, Frauen und Jugend, BMFSFJ* 2001:126). Anders formuliert: Wenn diese Aussage stimmt, bedeutet das, dass mit zunehmender Pflegebedürftigkeit die Möglichkeit zur Selbst- und Mitbestimmung der Heimbewohner sinkt.

Interessant ist die gerontologische Forschungslage zu Institutionalisierungseffekten, die nicht eindeutig ist. Einerseits liegen Befunde vor, die auf die negativen Folgen einer Heimübersiedlung verweisen, etwa bezogen auf die Beeinträchtigung des Selbstwertgefühls durch den Heimaufenthalt, eine verringerte Anpassungsfähigkeit durch den Verlust sozialer Rollen und Aufgaben sowie eine Reduzierung der Sozialkontakte und der Aktivität durch den passivierenden Alltag in der Institution (vgl. *Lehr* 2000:310ff.). Andererseits sind Hinweise ernst zu nehmen, dass mit dem Heimeinzug neutrale oder gar positive Effekte verbunden sind. So haben z. B. *Kruse* et al. (1992) in einer Studie auf positive Erfahrungen von Heimbewohnern hingewiesen, wie etwa die Möglichkeit zum Finden neuer Kontakte oder die Bereicherung durch Veranstaltungen. Und *Saup* verweist auf den Wegfall der »*Erschwernisse einer selbständigen Haushaltsführung wie Einkaufen, Essenszubereitung und Hausputz*« (1993:100).

Dennoch muss festgehalten werden, dass der Umzug in ein Pflegeheim für pflegebedürftige Menschen ein existenzielles Lebensereignis darstellt, das für viele als sehr einschneidend erlebt wird (vgl. *Saup* 1990:85). Der folgende Dialog zwischen Herrn Blum und der Leiterin des Pflegeheimes, ein Auszug aus dem Theaterstück »Abendrot«, bringt dies eindrücklich zum Ausdruck:

»Szene: Prolog«
Hr. Blum betritt den Aufenthaltsraum, die Leiterin kommt auf ihn zu.
Leiterin: Sie sind Herr Blum? Ich bin die Leiterin hier. Guten Morgen und herzlich willkommen in unserem Heim, von jetzt an auch Ihrem Heim.
Hr. Blum: So eine junge Direktorin!
Leiterin: Oh, danke! Ihren Koffer, bitte!
Hr. Blum: Ich will mich erst noch mal ein bisschen in der Umgebung umsehen.
Leiterin: Ja, das verstehe ich. Aber heute Nachmittag nach dem Essen. Ich will erst mal erzählen, wie es bei uns zugeht und das ist ganz einfach. Es gibt einen langen Gang, am Ende des langen Ganges finden Sie die Toiletten, die Garderobe, das Billardzimmer. Können Sie Billard?
Hr. Blum: Nein!

Leiterin: Das macht nichts. Es gibt auch Leute, die Karten spielen. Sind Ihre Papiere in Ordnung?
Hr. Blum: Ja, Sterbepapiere, Versicherungspapiere, alles, ja ...
Leiterin: (unterbricht) Sehr schön! Die legen wir in den Safe, da sind sie am sichersten. Na, dann werde ich Ihnen jetzt Ihr Zimmer zeigen.
Hr. Blum: Ich geh aber noch nicht schlafen!
Leiterin: Das verstehe ich. Sie bekommen ein Bett, ein Nachtschränkchen mit Schlüssel, das können Sie selbst abschließen. Allerdings legen wir Wert darauf, hin und wieder nachzusehen, ob alles in Ordnung ist.
Hr. Blum: Das möchte ich lieber nicht.
Leiterin: Das ist nur einmal im Monat. Ihre schmutzige Wäsche können Sie einmal in der Woche bei uns abgeben.
Hr. Blum: Die habe ich nie, schmutzige Wäsche!
Leiterin: Umso besser. Hier ist der Aufenthaltsraum. Wir haben einen Farbfernseher, auf den wir sehr stolz sind. Das Schildchen »Nicht berühren« bedeutet, dass nur wir die Knöpfe bedienen. Ihren Mantel, bitte. So, danke! Und ich wünsche Ihnen einen angenehmen Aufenthalt bei uns, Hr. Blum.«
(*Oelke, Scheller, Ruwe* 2000:145)

Entscheidend ist, dass sich die Art und Weise, wie der Heimeintritt vollzogen und von älteren Menschen erlebt wird, auf das spätere Wahrnehmen des Selbstbestimmungsrechtes im Heimalltag auswirkt. Deshalb ist es von besonderer Wichtigkeit, dass ältere pflegebedürftige Menschen, die noch zu Hause leben, schon frühzeitig und langfristig zusammen mit ihren Angehörigen mit der Planung für einen Umzug ins Pflegeheim beginnen. Aber auch ältere Menschen, die noch nicht pflegebedürftig sind, können sich darüber Gedanken machen, wie und wo sie betreut werden möchten, wenn sie einmal hilfs- und pflegebedürftig werden.

Pflegebedürftige Menschen werden in Pflegeheimen, wie bereits erwähnt, oft mit existenziellen Erfahrungen konfrontiert, die der Anlass für eine Lebenskrise sein können. Eine elementare Herausforderung, die es beim Eintritt in ein Pflegeheim zu bewältigen gilt, besteht darin, dass Menschen versuchen, auch im Pflegeheim *»ein adäquates Maß an Selbständigkeit, Privatheit, Aktivität und persönlicher Kontrolle (aufrecht) zu erhalten.« (Reichert, Saup* 1996:17) Wie schwer dies sein kann, bekommt Herr Blum gleich am ersten Tag zu spüren.

7.3.2 Aspekte der Heimeintrittsplanung

Pflegeheime sind selbst aufgefordert, für eine optimierte Begleitung während des Heimeintritts von Pflegebedürftigen zu sorgen, damit ältere Menschen sich frühzeitig mit dem Risiko der Pflegebedürftigkeit auseinander setzen können und der Umzug in ein Pflegeheim reibungsloser ablaufen kann.

Nach *Saup* durchlaufen ältere Menschen bei der Übersiedlung in ein Heim fünf Phasen, beginnend mit der Phase des Erkennens von gesundheitlichen Einschränkungen mit der Folge eines antizipierten Unterstützungsbedarfs bis hin zur Phase der längerfristigen Adaption, die ungefähr sechs Monate nach Einzug eintritt (vgl. *Saup* 1993a).

Pflegende können vielfältige Möglichkeiten, abgestimmt auf die jeweiligen Phasen, nutzen. Eine ausschließlich auf administrative Prozesse beschränkte Durchführung der Heimaufnahme (vgl. *Arenz* 2001) ist sehr unbefriedigend. Es empfiehlt sich daher, neben der Gabe von Informationen zum Heimplatzangebot, dem Heimalltag und rechtlichen Fragen auch an eine intensive psychosoziale Betreuung zu denken (vgl. *Saup* 1990:95). Nur dann wird ein erlittener Schlaganfall, der von dem Betroffenen als traumatischer Schicksalsschlag empfunden wird, besser aufgearbeitet, als wenn sich der Betroffene nach dem Krankenhausaufenthalt in einem Pflegeheim wieder findet. Entsprechend informiert und vorbereitet können ältere Menschen schon vor Eintritt einer solchen Situation zwischen mehreren Alternativen wählen, damit im konkreten Ernstfall viele der Fragen größtenteils geklärt sind.

In vielen Pflegeheimen hat sich die Entwicklung einer Konzeption für den Heimeintritt durch das Pflegeteam mit Beteiligung von Mitgliedern des Heimbeirats als wertvoll erwiesen. Heimbewohner, deren Heimeintritt noch nicht zu lange zurück liegt, können ihre Erfahrungen schildern und wichtige Anregungen mit einbringen.

Durch diese individuell entwickelten Konzepte erhalten Pflegende eine Unterstützung in der Begleitung von Senioren, die zusammen mit einer Person ihres Vertrauens das Pflegeheim aufsuchen, um dort möglicherweise ihr zukünftiges Zuhause zu finden. Als Anregungen für die Entwicklung von Konzeptionen werden Fragen, abgeleitet aus Checklisten »Für die Wahl des richtigen Pflegeheimes«, vorgestellt. Zudem wird auf Angebote, wie »Probewohnen« oder die Heimbesichtigung in Begleitung eines bereits im Heim lebenden Bewohners, eingegangen.

Tabelle 5: Prozessmodell des Übergangs in ein Heim (modifiziert in Anlehnung an Saup 1993a).

	Phase	Konsequenzen	Möglichkeiten der Pflege
vor Heimeintritt	**1 Phase des bestehenden bzw. antizipierten Unterstützungsbedarfs**	Verschlechterung des Gesundheitszustands, vermehrte Inanspruchnahme von Hilfe. Beginn der gedanklichen Auseinandersetzung	• Tag der offenen Tür • Angebot von kulturellen und gesellschaftlichen Veranstaltungen im Pflegeheim, um die Angst vor dem Heimalltag zu reduzieren • Angebot an Gesprächen zur konstruktiven Auseinandersetzung mit der zunehmenden Pflegebedürftigkeit
vor Heimeintritt	**2 Entscheidungs- und Wartephase**	Möglichkeit zur Information und Vorbereitung	• Informationsveranstaltungen • Unterstützung in der Entscheidungsfindung durch persönliche Gespräche
bei Heimeintritt	**3 Umsiedlungsphase**	strukturelle und organisatorische Maßnahmen des Heimumzugs[17] Reorganisation des sozialen Umfelds[18]	• persönliches Beratungsgespräch durch Pflegedienstleitung in häuslicher Umgebung (administrative Aspekte) • Informationen geben und psychosoziale Begleitung. Patenschaften durch Bewohner
nach Heimeintritt	**4 Phase der kurzfristigen Adaptation (Eingewöhnung)**	first-month-syndrom erste Bewältigungsversuche	• Patenschaften durch Bewohner intensivieren • Orientierungsgespräch über den stattgefundenen Ablauf des Heimeinzugs, mögliche aufgetretene Probleme besprechen
nach Heimeintritt	**5 Phase der längerfristigen Adaptation**	Bis zum 6. Monat nach Umzug gelungene bzw. misslungene Adaptation	• Patenschaften kontinuierlich fortführen • Aufbau und Intensivierung sozialer Kontakte • Evaluationsgespräch

[17] Falls eine Einflussnahme auf den Zeitpunkt des Umzugs möglich ist, wird der Frühling als die günstigste Jahreszeit zum Eingewöhnen der alten Menschen in die neue Umgebung betrachtet. Das Erwachen der Natur kann das sich Einlassen auf den neuen Lebensabschnitt unterstützen. Steht der konkrete Tag des Umzugs fest, sind günstige Zeiten von 11:00 bis 12:00 Uhr und von 14:00 bis 16:00 Uhr, da Pflegekräfte die direkte Pflege bis dahin abgeschlossen haben.

[18] Es ist zu klären, ob mit dem Einzug in ein Heim gleichzeitig die persönliche Wohnung aufgelöst werden muss. Die Konfrontation mit dem Unabänderlichen kann ansonsten gemildert werden und der Pflegebedürftige erhält die Option, bei Verbesserung seiner Situation in seine eigene Wohnung zurückkehren zu können (vgl. *Saup* 1993b:17).

7.3.2.1 Das Kennenlernen der Einrichtung

Vielfältige Interessensvertretungen für Senioren bieten Entscheidungshilfen in Form von Checklisten an, damit sich ältere Menschen für ein Heim entscheiden können, das ihren Wünschen und Bedürfnissen entspricht. Werden die darin enthaltenen Fragen genauer betrachtet, lässt sich für Pflegende ohne weiteres ableiten, wie man an einem Heimplatz interessierte Senioren empfangen, in ihrer Entscheidungsfindung unterstützen und ihr Selbstbestimmungsrecht achten kann. Die dadurch geschaffenen Wahlmöglichkeiten, zwischen verschiedenen Heimen auswählen, selbst den Termin des Einzugs bestimmen und auch selbst über die Zimmermöblierung entscheiden zu können, sind bedeutende Aspekte für einen erfolgreichen Umzug in ein Pflegeheim (vgl. *Saup* 1990:96ff.).

Die folgende Auswahl an Fragen aus besagten Checklisten und Fragebögen bezieht sich speziell auf das Selbstbestimmungsrecht der interessierten Senioren. Die einzelnen Fragen können konkret in einer Arbeitsgruppe diskutiert werden, um anschließend zu Antworten zu kommen. Diese Antworten können eine erste Grundlage für die Erarbeitung eines individuell auf das Pflegeheim bezogenen Konzeptes für den Heimeintritt sein:

Allgemeine Fragen

»Wird in Vorgesprächen nach dem Lebenslauf und Gewohnheiten gefragt (Biografieorientierung)?«
»Wird eine Pflegeplanung durchgeführt und werden dabei die Bewohner und deren Angehörige einbezogen? Wird nach den individuellen Bedürfnissen gefragt?«
»In welchen Bereichen haben die Bewohner ein Mitspracherecht? Reichen diese Mitbestimmungsmöglichkeiten aus?«
»Werden medizinische, pflegerische und therapeutische Maßnahmen mit den Bewohnern persönlich besprochen?«
»Werden Willensbekundungen der Bewohner, z. B. Verzicht auf lebenserhaltende Maßnahmen (Vorsorgevollmacht – Patientenverfügung), respektiert?«

Hilfestellung bei der Körperpflege

»Kann die Kleidung selbst gewählt werden?«
»Wird dem Wunsch der Bewohner, gegebenenfalls durch eine andere Pflegekraft betreut zu werden, entsprochen?«
»Können die Bewohner die Zeiten, zu denen sie aufstehen und schlafen gehen wollen, frei entscheiden?«

Essen

»Kann bei den Mahlzeiten zwischen der Einnahme im Zimmer und im Speiseraum gewählt werden?«
»Kann die Tischgemeinschaft frei gewählt werden?«
»Welche Mitwirkungsmöglichkeiten gibt es für Bewohner bei der Speisenplanung?«
»Besteht die Möglichkeit, sich kurzfristig vom Essen abzumelden?«
»Gibt es einen Wochenspeiseplan mit Wahlmöglichkeiten?«

Die Speisepläne der letzten Wochen können gezeigt werden, damit Senioren erkennen, wie abwechslungsreich die Mahlzeiten zusammengestellt sind. Wenn Interesse besteht, kann auch die Einnahme von (Probe-)Mahlzeiten angeboten werden.

Freizeit

»Ist die Teilnahme an kulturellen, musikalischen und geistlichen Angeboten freiwillig?«
»Können Bewohner aus verschiedenen Angeboten auswählen und sie mitgestalten?«

Wohnen

»Können die Bewohner ihren Wohnbereich eigenständig gestalten (z. B. eigene Möbel mitbringen, Bilder etc.)?«
»Kann unter Zimmern mit unterschiedlicher Größe, Lage und Ausstattung gewählt werden?«
»Können die Bewohner bei Doppelzimmerbezug wählen, mit wem sie zusammenziehen wollen?«
»Ist es möglich, nicht störende Haustiere im Rahmen einer Zusatzleistung mitzubringen?« (*BMFSFJ* 2000:20ff.)

7.3.2.2 Patenschaften durch Heimbewohner

Sehr Erfolg versprechend klingt die Begleitung der an einem Heimplatz interessierten Senioren direkt durch eine Bewohnerin. Schließlich kennen Bewohnerinnen ihr Heim selbst am besten. Die Besichtigung des Heimes mit einer so genannten Patin ermöglicht den Interessierten einen direkten und offenen Informations- und Erfahrungsaustausch. Kommt es dann zum Einzug ins Pflegeheim, können sich diese Paten in den ersten Wochen intensiv um die »Neuen« kümmern und sie im Heimalltag begleiten. Das kann der Beginn einer vertrauensvollen Beziehung sein (vgl. *Saup* 1990:95; vgl. *BMFSFJ* 2004:51).

7.3.2.3 Wohnen auf Probe

Nach der Beantwortung offener Fragen und der Besichtigung des Heimes und speziell der Zimmer kann den interessierten Senioren das Angebot unterbreitet werden, für einige Tage im Pflegeheim zu wohnen.

Das Probewohnen gibt den Senioren die Möglichkeit, im Pflegeheim zu leben und dadurch den Heimalltag und die Atmosphäre direkt zu erfahren, ohne dass sie sich schon für einen Einzug für das Heim entschieden haben (vgl. *BMFSfJ* 2004:24).

Es darf jedoch von Seiten der Pflegedienstleitung oder der Pflegenden nicht vergessen werden, die Senioren darüber zu informieren, dass solch ein Aufenthalt evtl. mit Kosten verbunden ist. Ansonsten könnten sie sehr überrascht sein, wenn für die Tage des Probewohnens eine Rechnung ausgestellt wird.

Es muss aber auch bedacht werden, dass das Wahrnehmen dieses Angebotes für ältere Menschen ein sehr einschneidendes Erlebnis darstellen kann. Frau Eisele hat sich damals, bei ihrer Suche nach dem richtigen Heim, möglicherweise eingestehen müssen, dass sie immer älter wird, vielleicht sogar bald schwer pflegebedürftig ist. Eine entsprechend einfühlsame Begleitung durch Pflegende, die auf die Ängste der Senioren vor dem Verlust von Selbstständigkeit und Selbstbestimmung eingeht, kann helfen, dass ältere Menschen ohne Vorbehalte zusätzliche Informationen sammeln und dadurch die bestmögliche Entscheidung für sich fällen können (vgl. *Hermann* 2000:24).[19]

Wie der Umzug in ein Heim konkret gestaltet werden kann, zeigt folgende Konzeption, die auf zentrale Aspekte, wie die Gemeinwesenorientierung, Milieubezogenheit und die Wahl des richtigen Zeitpunktes für die Entscheidung, in ein Heim zu ziehen, eingeht.

---

[19] Ein Leitfaden mit dem Titel *»Der Heimeinzug als kritisches Ereignis für den pflegebedürftigen Menschen und seine Angehörigen«*, erarbeitet von einer Projektgruppe der FH Jena, bietet sehr praxisorientierte und konkrete Hilfestellungen, Arbeitshilfen und Checklisten zum Ablauf von Erstkontakt, Heimeintritt und Verlauf der ersten Tage und Wochen im Pflegeheim. Dabei steht der Aspekt der Beziehungsgestaltung zwischen den pflegebedürftigen Menschen und den Pflegekräften immer im Vordergrund.

7.3.3 Eine Konzeption für den Einzug in ein Heim

Margret Oelhoff

»Wenn Sie zu Hause bleiben wollen, ziehen Sie um.« Unter diesem Motto steht das Konzept des St. Josefshaus-Fördervereins[20] e.V., der seit 18 Jahren im St. Josefshaus sieben Wohnungen und seit elf Jahren in der »Winterschule« zehn Wohnungen für ältere und behinderte Menschen bereit hält und betreut. Hierbei handelt es sich um ein Gesamtkonzept für ein Alter in Würde.

Allem voran steht die **Gemeinwesenorientierung**: Der Träger der Einrichtung, die auf zwei Häuser im Stadtzentrum eines kleinen Städtchens (Kernstadt: 6.000 Einwohner, Ortsteile: 5.000 Einwohner) verteilt ist, ist ein gemeinnütziger Verein mit knapp 700 Mitgliedern, fast alle aus dem Ort. Das bedeutet, dass die Mitglieder das Konzept mittragen. Sie sind aufgefordert, sich in jedem Alter mit ihrem eigenen Alter auseinander zu setzen und zu überlegen, wie sie selbst alt werden möchten. Sie tragen sich dabei nicht selten schon recht früh in eine Interessentenliste ein und signalisieren damit, dass sie selbst wünschen, einmal in eine betreute Wohnung des St. Josefshaus-Fördervereins einzuziehen.

Diese Bewusstseinsbildung ist mit die wichtigste Voraussetzung für einen späteren Einzug, denn dadurch entsteht ein positiver Bezug zu den Wohnungen und zu den beiden Häusern.

Es werden zudem auch viele Anstrengungen unternommen, die alten Menschen und auch die beiden Häuser in das Gemeinwesen einzubeziehen. Bei allen Veranstaltungen mitten in der Stadt sind immer einige Bewohnerinnen und Bewohner dabei. In beiden Häusern gibt es Begegnungsmöglichkeiten für die Menschen von außen: durch die Altenbegegnungsstätte im Josefshaus und den Kulturkeller, ein wunderschön ausgebauter alter Gewölbekeller in der »Winterschule«. Das Veranstaltungsprogramm von verschiedenen Organisationen ist sehr vielseitig und sorgt dafür, dass alle Altersgruppen, auch schon Kleinkinder und junge Leute, einen positiven Bezug zur »Winterschule« bekommen.

Außerdem kommen regelmäßig auch junge Leute in das Betreute Wohnen, seien es die Schülerinnen und Schüler der Sozial-AG der Städtischen Realschule oder die Sozialpraktikanten verschiedener anderer Schulen.

---

[20] Obwohl diese Konzeption für eine Einrichtung des Betreuten Wohnens entwickelt wurde, lässt sie sich ohne weiteres auf die Gestaltung des Einzugs von älteren Menschen in ein Altenpflegeheim übertragen.

Der nächste wichtige Eckpfeiler ist die **Milieubezogenheit**: Es werden nur Menschen aus der Kernstadt und den Ortsteilen in eine Wohnung des Betreuten Wohnens aufgenommen. Das ist ein wichtiger Teil des Konzeptes, denn dadurch bleiben die Menschen trotz eines Umzugs in eine Wohnung im St. Josefshaus oder in der »Winterschule« in ihrer gewohnten Umgebung. Die räumliche Orientierung bleibt ebenso bestehen wie alle sozialen Bindungen. Die Menschen bleiben »zu Hause« und können dadurch auch bei zunehmender Altersverwirrtheit und Pflegebedürftigkeit in ihrer Wohnung betreut werden.

Bei allem wird die **Selbstbestimmung** jedes einzelnen Bewohners sehr ernst genommen. Der Einzug muss so rechtzeitig erfolgen, dass zunächst noch ein eigenständiges Leben möglich ist. Dabei können kleinere Hilfsleistungen nötig sein, sie müssen aber vom Bewohner angefordert werden.

Ein Einzug in das »Betreute Wohnen« des St. Josefshaus-Fördervereins bedeutet normalerweise den **Beginn einer neuen positiven Lebensphase**. Die Menschen wissen beim Einzug, dass sie für immer bleiben können und richten sich noch einmal richtig schön ein. Sie leben in der ersten Zeit meistens sogar richtig auf, weil sie jetzt nicht mehr allein in einer großen Wohnung oder meistens sogar in einem Haus leben, sondern sie haben mehr soziale Kontakte als vorher: durch die anderen Mitbewohner, durch die Zivildienstleistenden, durch die verschiedenen Mitarbeiterinnen und andere Gruppen, die aus der Gemeinde ins Haus kommen. Die Menschen kommen zum Leben und nicht zum Sterben. Das Sterben wird allerdings nicht ausgeklammert, sondern es wird als Teil des Lebens miterlebt. Alle möchten in ihrer eigenen Wohnung sterben, was bisher in etwa 70 % der Fälle möglich war.

Die Realisierung des Konzeptes baut auf Transparenz, Öffentlichkeitsarbeit und Glaubwürdigkeit. Alles basiert auf großem gegenseitigem Vertrauen.

Die Transparenz wird von Anfang an dadurch hergestellt, dass alle Beteiligten von vornherein genau wissen, worauf sie sich einlassen. Dabei werden alle immer ganz genau über die Fakten und Zahlen informiert, die dem Verein bei jeder Abrechnung vorliegen. Die Mitglieder werden mindestens zweimal jährlich umfassend über die Arbeit des Vereins oder das Konzept des Betreuten Wohnens informiert. Bei der jährlichen Mitgliederversammlung oder anderen Anlässen berichtet die örtliche Presse über die Arbeit und informiert über den Kreis der Mitglieder hinaus. Des Weiteren kommen viele Besucher in beide Häuser und tragen damit ihre Erfahrungen wieder weiter in die Bevölkerung.

Außerdem gibt es bei jeder Wohnungsvergabe unzählige Gespräche mit Wohnungsinteressenten, die die zukünftigen Bewohnerinnen und Bewohner sein werden. Dabei wird schon der Boden für eine gute Zusammenarbeit bereitet. Wann dann schließlich der richtige Zeitpunkt des Umzugs sein wird, müssen letztendlich die älteren Menschen selbst bestimmen – nicht die Verwandten. Allerdings kann es sein, dass jemand zu lange wartet und dann nicht mehr umziehen kann, weil zwischen einem abgelehnten Umzug und dem Freiwerden einer neuen Wohnung Pflegebedürftigkeit oder Demenz eingetreten ist. Dann ist ein Umzug nicht mehr möglich. Auf den rechtzeitigen und freiwilligen Umzug wird in allen Gesprächen verwiesen. Zwei konkrete positive Beispiele des Umzugs und des Lebens in einer Betreuten Wohnung verdeutlichen die vorgestellten Aspekte.

Frau Gnädig

Frau Gnädig ist eine aufgeschlossene und offene Frau, mitten im Leben der Stadt verankert (Tochter eines früheren Bürgermeisters), von Anfang an Mitglied des Vereins und lange auf der Interessentenliste.

Etwa fünfmal hatte sie schon eine Wohnung abgelehnt, bis die Kinder beim Verein nachfragten, wann die Mutter eine Wohnung bekäme. Sie wurden auf die Ablehnungen der Mutter hingewiesen. Daran anknüpfend wurde besprochen, dass bei der nächsten frei werdenden Wohnung – Frau Gnädig war inzwischen 88 Jahre alt – auch die Kinder mit der Mutter informiert werden. Die Kinder schafften es, dass Frau Gnädig bei der nächsten Wohnungsvergabe zumindest eine Wohnung anschaute, entscheiden sollte sie sich danach.

Frau Gnädig kam dann mit beiden Kindern, traf gleich im Haus eine ihr bekannte Bewohnerin, die sie gut aus ihrer Kindheit kannte, und sagte ihr in dieser Situation, bevor sie noch die Wohnung gesehen hatte, dass sie jetzt auch käme. Es war eindeutig ihre Entscheidung, hervorgerufen durch die Vertrautheit der Menschen und auch des Gebäudes, die »Winterschule« (= früher eine landwirtschaftliche Berufsschule), in die sie auch als junges Mädchen gegangen ist.

Frau Gnädig ist als 88-Jährige eingezogen, und lebt seit 7 1/2 Jahren in ihrer Wohnung, anfangs fast selbstständig, zuletzt jedoch voll gepflegt, schwerst gehbehindert und zeitweise verwirrt, doch immer noch die Persönlichkeit, die sie ihr Leben lang war.

Frau Eisele

Frau Eisele ist ebenfalls eine große Persönlichkeit. Sie stammt aus einem Ortsteil, war dort Mitglied der örtlichen Landadelsfamilie, die sich für ihr Dorf verantwortlich fühlte. Sie arbeitete jahrelang im Kirchengemeinderat mit, initiierte einen evangelischen Frauenkreis, an dem sie selbst solange es ging teilnahm und war Übungsleiterin für Sport. In dieser Funktion leitete sie 23 Jahre lang Schwimmkurse und brachte unzähligen Frauen, die früher keine Gelegenheit dazu hatten, das Schwimmen bei.

Auch sie wurde etwa zweimal angerufen, bis sie sich mit ihrer Tochter eine frei gewordene Wohnung ansah. Sie war damals etwas gehbehindert.

Im Gespräch wurde ihr erklärt, dass sie immer ablehnen kann, jedoch selbst wissen müsse, wie es ihr geht, d. h., ob sie eventuell auf die nächste Wohnung warten kann, die sie aber bei Pflegebedürftigkeit nicht mehr beziehen kann. Nach einer einzigen Nacht des Überlegens rief Frau Eisele bei der Vorsitzenden an, die selbst Schülerin von Frau Eisele war, und teilte ihre positive Entscheidung für diese Wohnung mit.

Frau Eisele bezog die Wohnung im St.-Josefshaus im Alter von 84 Jahren. Sie war die ersten Jahre trotz ihrer Gehbehinderung selbstständig und wurde sehr oft von ihrer Tochter für mehrere Tage besucht, da diese nicht am Ort wohnte. Durch ihre Verwurzelung am Ort erhielt sie sehr viel Besuch aus der Gemeinde und nahm auch selbst bis zuletzt am Gemeindeleben teil.

Da die Gehbehinderung immer stärker wurde, brauchte sie jedoch bald Unterstützung bei der Hausarbeit. Einige Monate später ging es nicht mehr und seither ist sie auf Hilfestellung bei der Körperpflege angewiesen.

Frau Eisele wohnt nun schon einigen Jahre im Heim und sie sagte immer wieder allen Menschen, dass es ihre beste Entscheidung des Lebens war, sich frühzeitig mit dem eigenen Altwerden auseinander zu setzen und dann rechtzeitig umzuziehen.

Spezielle Literatur

Arenz, J.: Heimeinzug. Zufriedene Bewohner – optimierte Abläufe. Vincentz Verlag, Hannover 2001.

Bundesministerium für Familie, Senioren, Frauen und Jugend: Ihre Rechte als Heimbewohnerinnen und Heimbewohner, Bonifatius, Paderborn 2004.

Bundesministerium für Familie, Senioren, Frauen und Jugend: Auf der Suche nach einem Heim. Leitfaden zur Wahl eines Pflegeplatzes – von Senioren für Senioren. Langelüddecke 2000.

Herrmann, M.: Pflegefall – und dann? Ein praktischer Ratgeber. Gütersloher Verlagshaus 2000.

Hoff, K. von et al.: Der Heimeinzug als kritisches Lebensereignis für den pflegebedürftigen Menschen und seine Angehörigen – Ein Leitfaden als Arbeitshilfe für die Mitarbeiter der stationären Altenhilfe. Im Internet: www.pflege.sw.fh-jena.de/pdf/leitfaden_heimeinzug.pdf [Stand 15.05.2005]

Oelke, U.; Scheller, I.; Ruwe, G.: Tabuthemen als Gegenstand szenischen Lernens in der Pflege. Theorie und Praxis eines neuen pflegedidaktischen Ansatzes. Bern, Göttingen, Toronto, Seattle, Verlag Hans Huber 2000.

Reichert, M.; Saup, W.: Die Kreise werden enger. Wohnen und Alltag im Alter. In: Funkkolleg Altern, Studienbrief 14. Deutsches Institut für Fernstudienforschung. Tübingen, DIFF 1996.

Schultze-Melling, J.: Wenn Eltern in die Jahre kommen – ein Ratgeber für die Betreuung von älteren Angehörigen, Moewig 1996.

Saup, W.: Übersiedlung und Aufenthalt im Alten- und Pflegeheim. In: Entwicklungsprozesse im Alter, Mayring, P.; Saup, W. (Hrsg.), Kohlhammer Stuttgart 1990, S. 75–104.

Saup, W.: Alter und Umwelt. Eine Einführung in die Ökologische Gerontologie. Kohlhammer Stuttgart 1993a.

Saup, W.; Schröppel, H.: Wenn Altenheimbewohner selbst bestimmen können. Möglichkeiten und Grenzen der Interventionsgerontologie. Verlag für Gerontologie Augsburg 1993b.

Thiele, C.: Ausgewählte gerontopsychologische Modelle zum Übergang ins Seniorenheim. Im Internet: www.uni-salzburg.at/erz/salzburger_beitraege/herbst2000/thiele_sbg_2000_2.doc [Stand 25-01-2005].

Verbraucherzentrale Hamburg e. V.: Selbstbestimmt älter werden – Wohnen, Pflege, Ernährung, 1998. Zu beziehen über: Verbraucherzentrale Baden-Württemberg, Paulinenstr. 47, 70178 Stuttgart. Im Internet: www.verbraucherzentrale.de.

Wahl, H. W.; Reichert, M.: Übersiedlung und Wohnen im Altenheim als Lebensaufgabe, S. 14–48. In: Kruse, A. & Wahl, H. W. (Hrsg.): Altern und Wohnen im Heim: Endstation oder Lebensort? Bern, Huber 1994.

7.4 Biografie: Heimlicher Schlüssel für die Autonomieförderung?

Siglinde Anne Siegel

Kurzüberblick

Nach der Vorstellung des autobiografischen Gedächtnisses mit den Prozessen des Erinnerns und des Vergessens werden Methoden der Biografie-Arbeit in Alten- und Pflegeheimen vorgestellt und deren Effekte, aber auch deren Grenzen, aufgezeigt. Entscheidend ist die Entwicklung einer Biografie-Sensibilität.

Man muß erst beginnen, sein Gedächtnis zu verlieren, und sei's nur stückweise, um sich darüber klar zu werden, daß das Gedächtnis unser ganzes Leben ist. Ein Leben ohne Gedächtnis wäre kein Leben …
Unser Gedächtnis ist unser Zusammenhalt, unser Grund, unser Handeln, unser Gefühl. Ohne Gedächtnis sind wir nichts … ***Luis Buñuel***

Biografie als Schlüssel zur Autonomieförderung? Klingt das nicht etwas bei den Haaren herbei gezogen? Diese Skepsis ist berechtigt, wenngleich sich der nachfolgende Beitrag gerade mit dieser Thematik auseinander setzt. Es soll aufgezeigt werden, dass Biografiearbeit im Alten- und Pflegeheim auch ein Schlüssel zu einer autonomiefördernden Pflege sein kann. Dabei geht es nicht primär um eine handlungsorientierte Sicht, also wie Biografiearbeit »funktionieren« soll, damit das Ziel einer autonomiefördernden Pflege näher rückt, sondern um eine Sensibilisierung für das Thema Biografie.

Um ein Gespür für die Komplexität und Funktionsweise unseres (autobiografischen) Gedächtnisses zu bekommen, geht es in einem ersten Schritt um die Frage, wie unsere Lebensgeschichte in unserem Kopf entsteht. Dabei wird zunächst über den Begriff »Gedächtnis« nachgedacht. Dem folgt eine Auseinandersetzung mit den Phänomenen des »Sich-Erinnerns« und des Vergessens. Nach dieser Vorarbeit geht es schließlich um die Funktion unseres autobiografischen Gedächtnisses und um die Einflussfaktoren auf dieses Gedächtnissystem.

Daran anschließend soll es um den Stellenwert von Biografiearbeit in Alten- und Pflegeheimen gehen. In einem ersten Schritt erfolgt eine Begriffsklärung. Danach werden mögliche Effekte, Methoden, Voraussetzungen und Grenzen des biografischen Arbeitens aufgezeigt.

Zum Schluss geht es um die Frage, ob es einen Zusammenhang zwischen einer Biografiearbeit im Kontext von Alten- und Pflegeheimen und einer Autonomieförderung der Bewohner gibt.

7.4.1 Unsere Lebensgeschichte und das autobiografische Gedächtnis

Der Anfang der wissenschaftlichen Erforschung des Gedächtnisses wird mit *Ebbinghaus* Ende des 19. Jahrhunderts datiert. *Ebbinghaus* verstand unter dem Gedächtnis »*... einen Komplex von Assoziationen zwischen Ideen ...*« (*Wippich* 1984 zit. n. *Kunz* 1990:21). Unter dem Gedächtnis stellt man sich kein in sich geschlossenes Ganzes vor, sondern verschiedene Systeme, die miteinander arbeiten und einander ergänzen.

7.4.1.1 Gedächtnismodelle

Um sich dem Begriff Gedächtnis anzunähern, werden zunächst zwei Gedächtnismodelle beschrieben, die die Komplexität des Phänomens Gedächtnis auf unterschiedliche Weise zu erklären versuchen.

Das Mehr-Speicher-Modell

Das Mehr-Speicher-Modell geht, wie der Name es schon andeutet, davon aus, dass sich das Gedächtnis aus mehreren Gedächtnisspeichern zusammensetzt und zwar dem sensorischen Gedächtnis, einem Kurzzeit- und einem Langzeitspeicher. Im sensorischen Gedächtnis werden »*Aus der Umwelt stammende Sinneseindrücke ... über die Dauer der Reizeinwirkung hinaus für kurze Zeit ... festgehalten*« (*Kunz* 1990:28). Den Kurzzeitspeicher (Short-term-store) kann man sich als einen Arbeitsspeicher vorstellen, der nur solches Wissen enthält, das gerade genutzt wird. Er wird deshalb auch Arbeitsgedächtnis genannt. Dieses Arbeitsgedächtnis ist eine Art Zwischenspeicher mit begrenzter Aufnahmekapazität. Informationen verweilen hier nur wenige Sekunden/Minuten, bis sie entweder gelöscht oder in den Langzeitspeicher übertragen werden. Der Kurzzeitspeicher spiegelt somit unseren momentanen Bewusstheitszustand wider. Im Langzeitspeicher (Long-term-store) befinden sich die Informationen, die vom Kurzzeitspeicher transferiert wurden. Beim Langzeitspeicher geht man von einer unbegrenzten Speicherkapazität aus. (vgl. *Kunz* 1990:28ff.)

Episodisches versus semantisches Gedächtnis

Der Psychologe *Endel Tulving* versucht die Funktionsweise des Gedächtnisses durch die Einteilung in ein episodisches und ein semantisches Gedächtnis zu erklären. Mit Hilfe des episodischen Gedächtnisses können wir uns an Vorfälle der persönlichen Vergangenheit erinnern: Es speichert individuelle Erlebnisse. Bei diesen Erinnerungen können wir die dazugehörige Zeit und den dazugehörenden Ort angeben. Das episodische Gedächtnis erinnert sich demzufolge an Episoden des persönlichen (Er-)Lebens und wird deshalb auch autobiografisches Gedächtnis genannt.

Das semantische Gedächtnis enthält im Gegensatz zum episodischen regelhaftes Wissen, es erinnert Fakten. Dieses Gedächtnissystem bildet einen Speicher für Gelerntes. *Kunz* beschreibt das so: »*Das semantische Gedächtnis wird auch gerne als (unser) Wissen von der Welt bezeichnet* ...« (1990:40). Nach dieser Einteilung würde z. B. zum semantischen Gedächtnis gehören, dass man weiß, wie Hunde im Vergleich zu Elefanten aussehen; zum episodischen Gedächtnis hingegen, dass der eigene Hund Bello heißt und ein struppiges Fell hat. (vgl. *Kunz* 1990:39f.)

7.4.1.2 Das Phänomen des »Sich-Erinnerns«

Schacter beschreibt den Charakter einer Erinnerung folgendermaßen: »*Um als Erinnerung empfunden zu werden, muß sich die abgerufene Information in den Kontext einer bestimmten Zeit und eines bestimmten Ortes einordnen, und wir selbst müssen in der erinnerten Situation als Teilnehmer in Erscheinung treten*« (1999:40). Eine Erinnerung ist sozusagen ein Kurzbesuch in unserer Vergangenheit, deshalb bezeichnet man z. B. das Autofahren auch nicht als eine Erinnerung, obwohl wir dabei auf eine vor Jahren erlernte Fähigkeit zurückgreifen. Von einer Erinnerung spricht man allerdings z. B. dann, wenn man sich an einen Verkehrsunfall entsinnt, dessen Verursacher man war.

Der Vorgang des Erinnerns

Die Vorstellung, dass eine Erinnerung ein Ereignis der Vergangenheit genau wiedergibt, scheint so nicht zu stimmen. »*Forschungsansätze, die sich mit der Entwicklung, Reifung und Konstruktion der Biographie beschäftigen, betrachten hingegen die »Erinnerung« als eine aktive Rekonstruktions-Arbeit ..., die die Vergangenheit und die Zukunft miteinander verbindet, nicht aber als eine passive Verlebendigung*« (*Allheit, Hoerning* 1989:151). Man geht davon aus, dass drei Faktoren und zwar das Kodieren, das Engramm und der Abrufreiz erst **die** spezielle Erinnerung entstehen lassen, sie sozusagen kreieren. Man kann sich die Kodierung als eine Art Türsteher vorstellen, der bestimmt, welche Erlebnisse in unser Erinnerungsarchiv Einlass finden. Dabei scheint unsere **Wahrnehmung** der Situation von entscheidender Bedeutung zu sein: »*Kodierung – [ist] der Vorgang, der das, was jemand sieht, hört, denkt oder fühlt, in eine Erinnerung umwandelt. Die Kodierung können wir uns als besondere Form der Aufmerksamkeit vorstellen, die gerade stattfindenden Ereignissen gilt und sich nachhaltig auf die spätere Erinnerung an sie auswirkt*« (*Schacter* 1999:75). Bleibt man bei dem oben erwähnten Bild, wäre ein Engramm die Filmrolle, auf die ein Ereignis aufgezeichnet wird. *Schacter* beschreibt das so: »*Engramme sind die flüchtigen oder überdauernden Veränderungen im Gehirn, die sich aus der Kodierung eines Erlebnisses ergeben. Man nimmt an, daß das Gehirn ein Ereignis aufzeichnet, indem es die Verbindungen zwischen Neuronengruppen stärkt, die an der Kodierung des Ereignisses beteiligt sind*« (1999:100). Das Umfeld, der Rahmen, die

Situation, die eine spezielle Erinnerung wecken, nennt man Abrufreiz. Ihm kommt eine besondere Bedeutung zu. Der Abrufkontext entscheidet wesentlich, **was** und **wie** etwas erinnert wird.

Die Erinnerung als Ganzes ist gewissermaßen mit einem perfekt ausgestatteten Vorführraum zu vergleichen, in dem gleichzeitig ein Film vorgeführt und verändert wird. Manche Szenen werden einfach weggelassen, andere Ereignisse verschwimmen, manche Ausschnitte erscheinen schöner als im Original usw.

Einen nicht geringen Einfluss auf das, **was** jemand erinnert, übt seine eigene Persönlichkeit, also das Ganze seiner Überzeugungen, Lebensvorstellungen etc. aus. Bei der Erinnerung bleibt der »Erinnerer« ja nicht passiv, sondern passt seine Erinnerung seinem so genannten »Selbstschema« an. Der Begriff des Selbstschemas geht auf Sir *Frederick Bartlett* zurück, der schon in den 30er Jahren des letzten Jahrhunderts die Idee entwickelte, dass unsere Erfahrungen der Vergangenheit unser Wissen von der Welt hervorbringen. Demzufolge konstruieren diese Vorerfahrungen unser Selbstschema, mit dessen Hilfe wir die Gegenwart interpretieren (vgl. *Kunz* 1990:23f.). Natürlich können wir uns nur an das erinnern, was wir kodiert haben. Was wir allerdings kodieren, hängt von unserer Persönlichkeit, unserem Selbstschema ab. Erinnerungen an frühere Ereignisse sind also das Produkt dessen, was wir über die Welt denken und wie wir sie analysieren. »*Mit Hilfe des Gedächtnisses versucht das Gehirn, der Umwelt [eine] Ordnung aufzuerlegen*« (*Schacter* 1999:91). Die kodierten Engramme wiederum sind immer darauf angewiesen, durch passende Abrufreize aktiviert zu werden.

Zusammenfassend lässt sich sagen, dass das Erinnern ein aktiver Prozess ist, der aufs Engste mit der Persönlichkeit des Erinnerers verknüpft ist: »*Erinnerung ist immer Neuinterpretation des Vergangenen – betrachtet vom Standort des Hier und Jetzt*« (*Herriger* 1998:86).

7.4.1.3 Das Phänomen des Vergessens

Es ist interessant, dass wir manche Ereignisse unseres Lebens vergessen und andere gerade nicht. Und doch kommt dem Vergessen eine wichtige Funktion in unserem Leben zu. Es hilft uns, in unserer (Um-)Welt handlungsfähig zu bleiben und jede Sekunde aus der fast unbegrenzten Informationsflut das für uns Wichtige herauszufiltern. Das Vergessen ist für uns sozusagen lebensnotwendig.

Das Vergessen

Die erste dokumentierte Experimentalstudie über das Vergessen führte der deutsche Psychologe *Ebbinghaus* 1885 durch. Er beobachtete, dass das Vergessen spektakulär zunahm, je größer der Zeitraum von der Kodierung zum Abruf war. Aber wieso lässt unser Gedächtnis im Laufe der Zeit nach, wieso vergessen wir bestimmte Ereignisse? Dazu gibt es unterschiedliche Erklärungsversuche:

- Es wird nicht alles für immer gespeichert, d. h., das Engramm kann im Laufe der Zeit aus dem Speicher verschwinden.
- Es bleiben zwar immer alle Engramme gespeichert, aber das entsprechende Engramm ist aus irgendeinem Grund nicht abrufbar. Engramme können im Laufe der Zeit verblassen (vgl. *Schacter* 1999:109).

Das Nicht-Vergessen

Nun gibt es auch das Gegenteil, nämlich, dass Ereignisse nicht vergessen werden und zwar unabhängig davon, wie lange sie zurückliegen. Dafür scheinen zwei Gründe in Frage zu kommen:

Durch aktives Erinnern/Abrufen eines Ereignisses scheint das Engramm im Laufe der Zeit nicht zu verblassen, sondern deutlicher zu werden. Dieser Vorgang wird Konsolidierung genannt: Er macht Engramme vergessensresistenter. Durch wiederholten Abruf werden Erinnerungen konsolidiert. Häufiges Reden und Nachdenken über ein Ereignis trägt zur Langzeitkonsolidierung bei.
Ereignisse, die gegen das Vergessen gefeit zu sein scheinen, passen wahrscheinlich in einem hohen Maß in unser Selbstschema (vgl. *Strube, Weinert* 1987:159).

Das autobiografische Gedächtnis

Unter dem autobiografischen Gedächtnis ist »*... die mentale Repräsentation der eigenen Lebensgeschichte...*« (*Strube, Weinert* 1987:151) zu verstehen. Gemeint ist damit alles Wissen, das eine Person über sich und ihr bisheriges Leben gespeichert hat. Bemerkenswert dabei ist, dass dieses biografische Wissen einem stetigen Wandel unterworfen ist und zwar dadurch, dass sich unsere Biografie ständig durch »Neu-Erlebtes« oder durch die Uminterpretation von »Bereits-Erlebtem« verändert.

Das autobiografische Gedächtnis – eine mögliche Einteilung

Die beiden Gedächtnisforscher *Conway* und *Rubin* gehen davon aus, dass das autobiografische Gedächtnis auf folgende drei, sich ergänzende Wissensformen zurückgreift: das Wissen über Lebensperioden, das Wissen über allgemeine Ereignisse und schließlich das ereignisspezifische Wissen. Unter Lebensperioden versteht man längere Lebensabschnitte, wie z. B. Schulbesuch, Altenpflegeausbildung, *»die Zeit, als die Kinder noch klein waren«*. Allgemeine Ereignisse unseres Lebens hingegen beschreiben Zeitabschnitte, die sich aus Einzelereignissen zusammensetzen, wie z. B. der Urlaub, der Tanzkurs. Ereignisspezifisches Wissen schildert Einzelepisoden unseres Lebens, wie z. B. *»der Moment, als ich von einem Auto angefahren wurde«*.

Was wir als autobiografische Erinnerung erleben ist wie ein Bild, das mit diesen drei Farben gemalt ist. Diese drei Arten, sich seiner Biografie zuzuwenden, haben auch unterschiedliche Funktionen: Die Lebensperioden versorgen unsere biografische Erinnerung mit einer Art Skelett und helfen uns dadurch, im Wirrwarr der Erinnerungen allgemeine und spezielle Ereignisse zu finden. Das Wissen um allgemeine Ereignisse führt uns dann sozusagen auf die Zufahrtsstraßen, die uns zu unseren speziellen Erinnerungen geleiten. Man nimmt an, dass Erinnerungen an die allgemeinen Grundrisse des Lebens, das Skelett also, in hohem Maße der Wirklichkeit entsprechen, wohingegen das Wissen über die allgemeinen und spezifischen Ereignisse unseres Lebens täuschungsanfälliger ist. (vgl. *Schacter* 1999:150ff.)

Die Funktion unseres autobiografischen Gedächtnisses

Dem autobiografischen Gedächtnis kommt eine wichtige Bedeutung im Leben des Einzelnen zu. Es hat für uns identitätsstiftenden Charakter. Eine eigene Biografie zu haben, bildet die Grundlage für das Erleben von Individualität und Persönlichkeit. Wie unser autobiografisches Gedächtnis funktioniert, welche Lebensgeschichte(n) es gespeichert hat – all das gibt unserem Leben einen roten Faden, einen Rahmen. Dabei scheint die objektive Wahrheit der Erinnerungen nicht von Bedeutung zu sein, sondern eben die subjektive. *»Daß das autobiographische Gedächtnis so wenig verläßlich ist, verweist darauf, daß Lebensrückschau für den Einzelnen offenkundig wichtige Funktionen besitzt, die auch etwas mit der Konstruktion von Lebenssinn zu tun haben«* (*Filipp* 1996:26). Nicht zuletzt hilft uns das autobiografische Gedächtnis, (Verhaltens-)Entscheidungen zu treffen. Der Blick in die Vergangenheit, auf bereits gemachte Erfahrungen, hat einen entscheidenden Einfluss auf unser Verhalten in der Gegenwart bzw. der Zukunft.

Einflussfaktoren auf unser autobiografisches Gedächtnis

Es ist unbestritten, dass unsere Lebenserfahrungen unsere Biografie prägen. Aber es gibt auch viele andere Einflussfaktoren. Unser Selbstschema scheint den größten Einfluss auf die Konstruktion dessen zu haben, was wir als unsere Lebensgeschichte erinnern. (Biografische) Erinnerung ist ein aktiver Prozess und nicht ein passives »Sich-vor-Augen-Führen«. Das Selbstschema des Einzelnen wiederum scheint stark von seinem Umfeld, seinem sozialen Milieu geformt zu sein.

Es entwickelt sich nicht im luftleeren Raum. *Maurice Halbwachs* nennt in seiner Studie *»Das Gedächtnis und seine sozialen Bedingungen«*, die 1925 in Paris veröffentlicht wurde, diesen Einfluss der Gesellschaft, deren Normen und Kultur auf unsere ganz persönlichen Erinnerungen *»Rahmungen«* (vgl. *Allheit, Hoerning* 1989:144).

Der typische Ablauf des Lebens einer jeweiligen Kultur spielt demzufolge eine wichtige Rolle beim Aufbau des Selbstschemas. Diese »Rahmungen« geben unserem Selbstschema seinen Rahmen. So gesehen ist die Ordnungsstruktur des autobiografischen Gedächtnisses nicht zufällig, sondern abhängig vom sozialen und gesellschaftlichen Kontext des Einzelnen. Weitere wichtige Einflussfaktoren auf das Selbstschema sind aktuelle Bezugssysteme und persönliche Überzeugungen. Sie liefern eine Art Brille, durch die der Einzelne seine Vergangenheit sieht und interpretiert. *Strube* und *Weinert* kommen auf Grund empirischer Ergebnisse zu dem Schluss, dass episodische Erinnerungen besser und genauer sind bei Erlebnissen, die mit unseren persönlichen Einstellungen/Überzeugungen übereinstimmen als welche, die das nicht tun (1987:153). Provokant gesagt: Unsere Biografie ist eine Auswahl unserer gespeicherten Erlebnisse, die gerade in **das** Bild passen, das wir von der Welt und unserem Leben haben.

Einen anderen entscheidenden Einfluss auf unsere Erinnerung hat unsere emotionale Beteiligung zum Zeitpunkt eines Ereignisses. Eine stärkere emotionale Beteiligung, egal ob positiver oder negativer Art, sorgt für eine bessere Erinnerung. Diese emotional gefärbten Ereignisse werden sogar bevorzugt erinnert. Dafür gibt es zwei Gründe. Erstens werden sie anders, tiefer verarbeitet als »neutrale« Ereignisse und zweitens werden sie öfter wiederholt, weitererzählt etc. und damit tiefer gespeichert, was zu einer Langzeitkonsolidierung führt. (vgl. *Filipp* 1996:24)

7.4.1.4 Die Entstehung unserer Lebensgeschichte

Der Gedanke, dass unsere Lebensgeschichte keine objektive Aneinanderreihung von klaren Fakten ist, sondern eine selektierte und interpretierte Auswahl unserer Erlebnisse, mag viele Reaktionen auslösen: Befremden, Beängstigung, aber auch eine gewisse Faszination über diese in uns wohnende »schöpferische Kraft«. Bei der Auseinandersetzung mit der Frage nach dem »Autor« unserer Lebensgeschichte verdienen mehrere Punkte besondere Beachtung:

- Es ist sehr bemerkenswert, dass unsere neuere Lebensgeschichte nicht im Vakuum entsteht, sondern in engem Zusammenhang zu unserer bisherigen Biografie steht. Eine Totalrevision unserer Lebensgeschichte ist sogar auszuschließen, weil einige Teile unseres biografischen Wissens besonders veränderungsresistent sind, wie die im frühen Kindesalter herausgebildeten Bewältigungsmuster (vgl. *Schweppe* 1999:588).

- Wir Menschen scheinen uns also kleinere oder größere »Erinnerungskorrekturen« zu gestatten, damit unsere Lebensgeschichte einem roten Faden folgt und so für uns subjektiv sinnvoll ist.
- Ein weiterer außergewöhnlicher Aspekt ist der Gedanke, dass wir jeden Tag eine neue Biografie haben, weil neues biografisches Wissen (= der neue Tag) Einfluss nimmt auf die Sicht und Struktur der bisherigen Biografie. Umgekehrt beeinflussen genau diese Biografie und unser Selbstschema, was überhaupt als neuer Wissensbestand aufgenommen wird. Unser Erleben, unser Wahrnehmen, unser Verarbeiten und unsere Erinnerung beeinflussen sich also gegenseitig oder anders gesagt: Unsere Vergangenheit beeinflusst unser Erleben der Gegenwart und umgekehrt. *Allheit und Hoerning* beschreiben das so: »*Ob jemand durch Erfahrungen reich, ernüchtert, eingeschüchtert, beflügelt oder ähnliches wird, ist immer davon abhängig, wie das Wissen aus den Erfahrungen mit dem biographischen Grundschema und den gesellschaftlichen Anforderungen an die Biographie in Einklang gebracht werden können*« (1989:155).

Unser biografisches Wissen ist also durch (s)eine ständige Veränderung gekennzeichnet. Biografien haben laut *Schweppe* immer den »*Charakter des offenen Entwurfs*« (1999:583). Unsere Lebensgeschichte ist einerseits eine Geschichte voller Umdeutungen und Veränderungen und andererseits eine Geschichte, die sich durch ihre Kontinuität auszeichnet. Der Gedanke, dass wir auf Grund unserer bisherigen Lebensgeschichte neuen Erfahrungen immer schon voreingenommen gegenüberstehen, sozusagen mit der Last und dem Reichtum der Erfahrungen, die wir in unserem Leben bereits gemacht haben, birgt eine gewisse Faszination in sich.

7.4.2 Biografiearbeit im Alten- und Pflegeheim

Es dürfte deutlich geworden sein, dass unsere Biografie weit mehr ist als die pure Aneinanderreihung objektiver Fakten – im Gegenteil: Von Objektivität kann in diesem Zusammenhang wohl kaum die Rede sein. Die Lebensgeschichte eines Menschen ist höchst subjektiv und auch eine sehr persönliche, vielleicht gar eine sehr intime Angelegenheit. Nun mehren sich aber die Stimmen, die die Wichtigkeit der Biografiearbeit besonders im Hinblick auf die Langzeitpflege betonen. Man mag sich fragen, wieso gerade auf die Biografie von Alten- und Pflegeheimbewohner ein besonderes Augenmerk gelegt werden soll, wo die Grenzen dieses »Forschungsinteresses« verlaufen und vor allem, worin für die Bewohner selbst die Vorteile einer Hinwendung zur eigenen Lebensgeschichte liegen (können). Dieser Abschnitt beschäftigt sich mit Biografiearbeit im Kontext von Alten- und Pflegeheimen und versucht mögliche Antworten auf diese Fragen zu finden.

7.4.2.1 Was ist Biografiearbeit?

Biografiearbeit als geschützten Begriff gibt es nicht. Im Gegenteil: Ein Blick in die Literatur macht deutlich, dass unter den verwandten Begriffen Biografiearbeit, Lebensrückschau, Reminiszenz, biografische bzw. biografiegestützte Arbeit die unterschiedlichsten Dinge subsumiert und assoziiert werden. *Müller* und *Schesny-Hartkorn* sprechen in diesem Zusammenhang denn auch von einem so genannten Regenschirmbegriff: *»Gemeinsam ist den Ansätzen lediglich, daß sie die individuelle Lebensgeschichte berücksichtigen und ihren Schwerpunkt eher im »dort und damals« als im »hier und jetzt« haben (Hughston und Merriam 1982; Lehr 1979)«* (1998:9). Die Spannbreite dieses Regenschirms – um im Bild zu bleiben – ist denn auch ziemlich groß: Es gibt Einrichtungen, die biografische Erzählcafés initiieren; andere, in deren Konzepten die Orientierung an der individuellen Biografie des einzelnen Bewohners verankert ist und wieder andere, die einen Standardvordruck mit biografischen Daten der Bewohner beim Heimeintritt ausfüllen – und sie alle sprechen von Biografiearbeit.

> Unter Biografiearbeit ist in diesem Zusammenhang eine bewusste und geplante Förderung der Auseinandersetzung der Bewohner mit ihrer eigenen Biografie sowie die Reflexion solcher biografieorientierter Interventionen und die Integration von über diesem Wege gewonnenen biografischen Erkenntnissen in den Pflegeprozess zu verstehen.

Als einer der »Gründungsväter« der Erinnerungsarbeit mit älteren Menschen gilt der Psychiater *Robert N. Butler.* Er veröffentlichte 1963 den bahnbrechenden Artikel *»The Life Review: an Interpretation of Reminiscence in the Aged«. »Nach Meinung dieses einflußreichen Altersforschers ist, was er »Reminiszieren« nennt, keine* (wie bis dahin gemeinhin angenommen, Anmerk. d. Verf.) *Krankheitserscheinung, sondern gerade normal und gesund«* (*Buijssen* 1998:23).

7.4.2.2 Mögliche Effekte der Biografiearbeit

Biografiearbeit im Kontext von Alten- und Pflegeheimen kann verschiedene Effekte haben, die jedoch selten vorhersehbar oder vorhersagbar sind.

Jeder Bewohner hat seine eigene Biografie zum Zeitpunkt seines Heimeintritts. Und diese ist weit mehr als die Liste der ihn einschränkenden, Pflege notwendig machenden Faktoren. Um Bewohner besser verstehen zu können, ist ein Blick auf die Biografie sicher Voraussetzung. Besonders im Hinblick auf demenziell erkrankte Bewohner betonen *Lehmacher* und *Trabitzsch* die Wichtigkeit der Biografiearbeit. Sie sehen einen großen Vorteil der Biografiearbeit in der Sensibilisierung der Pflegekräfte: Bedeutsame Verhaltensweisen und Besonderheiten des Erkrankten können verstanden werden[21], was den Umgang mit ihm erleichtert. Die beiden Autorinnen sehen Biografiearbeit auch als Grundlage für das Prinzip der Validation. So können die Pflegenden in die Welt des Kranken eintreten und Kommunikation gestalten (vgl. *Lehmacher*, *Trabitzsch* 1999:15). *Opitz* bemängelt gar, dass viele Pflegende wenig bis gar nichts über die Biografie der von ihnen versorgten alten Menschen wissen, obwohl sie diese teilweise schon jahrelang betreuen. *»Die Pflege und die Betreuung im Hier und Jetzt wird weitgehend von ihrer Vergangenheits- und Zukunftsdimension abgetrennt. [...] Dabei könnte schon bei der Aufnahme in ein Heim durch eine biographische Anamnese der Grundstock dafür gelegt werden, daß der alte Mensch nicht nur auf seine Hilfsbedürftigkeit reduziert wird, sondern eine eigenständige Person mit einem langen und ereignisreichen Leben bleibt«* (*Opitz* 1998:89). Das Wissen um die Biografie der Bewohner ermöglicht es den Pflegekräften, sich bei der Pflege auf die Individualität der Einzelnen auszurichten und Ressourcen der Bewohner zu erkennen und zu nutzen.

Es sollte aber auch angemerkt werden, dass bei einer Beschäftigung mit der Biografie eines Bewohners genau das Gegenteil passieren kann: Pflegende können den Bewohner und dessen (Lebens-)Geschichte nicht verstehen oder akzeptieren. Biografiearbeit mit Bewohnern von Alten- und Pflegeheimen fördert auch manches zu Tage, was Pflegende schockiert und so kann es zu einem ablehnenden Verhalten gegenüber den Älteren kommen. Die Tatsache, dass die meisten der jetzigen Heimbewohner als Erwachsene während des NS-Regimes gelebt haben, bedeutet, dass Biografiearbeit mit ihnen auch zu einer Auseinandersetzung mit der jüngeren Vergangenheit unseres Volkes führen kann. Es bleibt die Frage, ob Pflegende überhaupt dazu bereit und darauf vorbereitet sind: *»Vielleicht können wir also gar kein echtes Interesse an den Geschichten der Alten haben, so lange sie voller böser Überraschungen stecken. Zu leicht könnten sie uns an die Grenzen ... bringen. [...] Da halten wir uns die Alten und ihre Geschichten doch lieber vom Leib (und vom Ohr)«* (*Trilling* 1998:30).

Eine eigene Biografie zu haben ist eine Grundvoraussetzung dafür, sich selbst als einzigartig zu erleben. Die eigene Lebensgeschichte ist der Rahmen, in dem wir uns als Persönlichkeit erleben. So gesehen hat auch das biografische Arbeiten *»... vor allem den Zweck, dem Identitätsverlust entgegenzuwirken, der mit der Institutionalisierung einhergeht, und das endgültige Vergessen Demenzkranker so*

---

[21] Anschauliche Beispiele dafür nennt *Opitz*: *»So wird die panische Angst vieler älterer Menschen vor Gewitter dadurch plausibel, daß sie in ihrer Jugend Bombenangriffen ausgesetzt waren, oder die Angst, das gesamte Hab und Gut zu verlieren, entstand durch die Erfahrung von Flucht und Besitzlosigkeit in der Kriegs- und Nachkriegszeit«* (1998:53).

lange wie möglich aufzuhalten« (*Sachweh* 2003:37). Die Förderung der Auseinandersetzung mit der eigenen Biografie kann von den Bewohnern auch als sinnstiftend erlebt werden. Für andere wiederum ist die Beschäftigung mit der eigenen Lebensgeschichte ein wichtiger Schritt zu mehr »Selbst-Bewusstsein«, zum (positiven) Erleben von Andersartigkeit, was durchaus Auswirkungen auf die jetzige Lebenssituation haben kann. *»Die Rückbesinnung auf Vergangenes ist nicht nur Erinnerungsarbeit, Ich-zentrierter Aufenthalt in früheren Welten, Lebensrückschau, sondern sie besitzt auch ihren Wert für das Erleben der Gegenwart. Die Erinnerungen an die Leistungen, die man vollbracht, die Anerkennung, die man gefunden hat, schützen vor drohenden Selbstentwertungen, die die Folge der eingeschränkten Lebensmöglichkeiten im Heim, der zunehmenden Krankheiten, Leistungseinbußen, Hilflosigkeit sein können. Mit der Erinnerung an die früher eingenommenen Positionen im Leben heben sich die alten Menschen voneinander ab, treten aus der Menge der grauen Köpfe hervor und demonstrieren ihre Einzigartigkeit gegenüber den MitbewohnerInnen und MitarbeiterInnen«* (*Koch-Straube* 2003:92). In diesem Zusammenhang sollte nicht vergessen werden, dass das Erleben von Zufriedenheit oft mit einer Stärkung der Identität und des Selbstbewusstseins einhergeht.

Ein weiterer und nicht zu vernachlässigender Aspekt ist die Tatsache, dass ein Heimaufenthalt oft eine massive Reizverarmung zur Folge hat. »Ausflüge« in die eigene Biografie und in die von Zeitgenossen können da eine willkommene Abwechslung bieten. Biografiearbeit kann zu einem wichtigen Stimulus werden, um alte Erinnerungen mit neuem Leben zu füllen oder um neue Erinnerungen wach zu rufen.

7.4.2.3 Voraussetzungen und Grenzen der Biografiearbeit

Für Pflegende ist eine der Grundvoraussetzungen, um sich mit der Biografie von Bewohnern zu befassen, das wirkliche Interesse an der Lebensgeschichte der alten Menschen und an deren Sicht der Dinge. Eine weitere wichtige Voraussetzung ist ein geschichtliches Grundlagenwissen: In welcher Zeit lebten die Bewohner? Welche historischen Ereignisse nahmen Einfluss auf ihr Leben? etc. So fordert auch *Falk*: *»Die biographische Perspektive verlangt daher eine spezifische Haltung, eine empathische Aufmerksamkeit und »biographische Neugierde« gegenüber den individuellen Erfahrungen und Erlebnissen anderer Menschen. Ein Sammeln zusammenhangloser Daten, die ein Mensch zwar objektiv erlebt haben mag, oder auch ein »Psychologisieren« würde am Kernpunkt biographischen Arbeitens vorbeigehen«* (1999:12).

Sicherlich benötigen Pflegende, um biografisch arbeiten zu können, ein hohes Maß an Einfühlungsvermögen und Kommunikationskompetenz, aber darüber hinaus sollte nicht vergessen werden, dass institutionelle Rahmenbedingungen ein biografisches Arbeiten nicht nur ermöglichen, sondern aktiv unterstützen sollten. Dies kann auf unterschiedliche Weise geschehen: durch eine konzeptionelle Verankerung der Biografiearbeit, durch die Bereitstellung zeitlicher/personeller Ressourcen für biografische Projekte oder durch Fortbildung des Pflegepersonals. Sieht man Biografiearbeit auch als Beziehungsarbeit, müsste dem auch organisatorisch durch kleine Wohneinheiten und/oder einem Bezugspflegesystem Rechnung getragen werden.

Grenzen für die Biografiearbeit gibt es viele. Sicherlich gibt es alte Menschen, die sich nicht gerne erinnern bzw. die ihre Erinnerungen nicht weitergeben wollen. Hier ist die Achtung der Privatsphäre der Bewohner das A und O. Das (unsensible) Fragen nach biografischen Begebenheiten kann die Bewohner auch frustrieren: Vielleicht können sie sich nicht mehr erinnern oder sie erleben die Diskrepanz zwischen dem »Damals« und dem »Heute« so schmerzlich, dass mehr der Verlust des Vergangenen im Vordergrund steht, als die Freude an den schönen Erinnerungen. Ein von einem Bewohner verbal oder nonverbal formuliertes »Nein« zur Biografiearbeit sollte in jedem Falle ernst genommen werden. Die Basis für biografisches Arbeiten ist die Freiwilligkeit. Darüber hinaus sollte der alte Mensch nie in einen Rechtfertigungsdruck für Ereignisse seines Lebens geraten. Biografiearbeit ist auch ein höchst emotional getöntes Feld. So kann es geschehen, dass bei einer Auseinandersetzung mit der eigenen Lebensgeschichte viele Gefühle zum Vorschein kommen. Hier kann es zu Situationen kommen, die Pflegende und Bewohner überfordern. Des Weiteren kommt die Biografiearbeit durch Faktoren wie knappe Zeitressourcen, krankheitsbedingte Einschränkungen der Bewohner und mangelnde Kompetenz der Mitarbeiter an ihre Grenzen.

Auf einen interessanten Aspekt weist *Koch-Straube* in ihrer Veröffentlichung »Fremde Welt Pflegeheim« hin. Sie gibt zu bedenken, dass die Arbeit mit der Biografie der Bewohner bei den Mitarbeitern deshalb auf Widerstand stoßen kann, weil der Gestaltungsspielraum der Mitarbeiter die Gegenwart und nicht die Vergangenheit ist. Das Vergangene lässt sich nicht mehr verändern, aber ein genaues Wissen darum bedroht unter Umständen ihren Einfluss auf die Bewohner. Nur die Gegenwart lässt sich von ihnen mitgestalten, nicht aber die Vergangenheit (vgl. *Koch-Straube* 2003:186f.).

7.4.2.4 Methoden der Biografiearbeit

Bei der Biografiearbeit sind der Kreativität keine Grenzen gesetzt. Vom Erzählcafé mit wöchentlich wechselnden Themen wie z. B. Kinderspiele, Schulzeit, das erste Rendezvous etc. über die Gestaltung der Räumlichkeiten mit

Gegenständen der zwanziger oder dreißiger Jahre bis hin zu biografieorientierten Projektangeboten: Die Vielfalt der Möglichkeiten ist groß. Hier ist es wichtig, die Besonderheiten, Ressourcen und Einschränkungen der Bewohner zu kennen, um biografieorientierte Angebote auch attraktiv und »anwenderfreundlich« zu gestalten. Einem Bewohner, der auf Grund ausgeprägter Konzentrationsschwierigkeiten dem Gespräch einer Biografiegruppe kaum oder gar nicht folgen kann, sollte ein anderer Zugang ermöglicht werden. Wertvolle Hilfen können so genannte Erinnerungskoffer sein, die alte Gegenstände z. B. zum Thema Küche oder Spielzeug beinhalten und so die Erinnerung anregen können. Stimulusartikel wie Gewürze, bestimmte Düfte, Materialien, die den Bewohnern von früher vertraut sind, können Abrufreize für bestimmte Erinnerungen sein.

Eine bemerkenswerte, wenn auch in ihrer Umsetzung zeitintensive Idee ist die Gestaltung eines Lebensbuches. *»Jeder Ältere kann fesselnde Geschichten erzählen. In vielen Einrichtungen geht man in letzter Zeit dazu über, diese Geschichten in so genannten Lebensbüchern festzuhalten. Darin wird die Lebensgeschichte einer Person gebündelt. ... Meistens wird es illustriert mit Fotos, Zeichnungen und Abbildungen. Das Lebensbuch versetzt den Betreuer, der es liest oder es anzufertigen hilft, in die Lage, den Älteren besser zu begreifen und ihm damit besser zu helfen«* (*Buijssen* 1998:24).

Es gibt noch viele weitere Ideen und gelungene Projekte zum Thema Biografiearbeit. An dieser Stelle soll exemplarisch ein gelungenes Projekt vorgestellt werden:

7.4.2.5 Das Sütterlin-Projekt der Unternehmensgruppe Mediana in Fulda

In den drei Pflegeeinrichtungen der Unternehmensgruppe Mediana (Wohnstift Mediana, Seniorenresidenz Seniana, Pflegestift Mediana) in Fulda gibt es seit dem Jahre 2002 ein innovatives Projekt: Die deutsche Schreibschrift (Sütterlin-Schrift), die bis Anfang der 40er Jahre des letzten Jahrhunderts die geläufige Ersthandschrift in den Schulen war, wurde wieder »zum Leben erweckt« und findet auf verschiedene Weisen Anwendung im Alltagsgeschehen. So werden z. B. alte, in dieser Schrift verfasste Dokumente gelesen, um so Hinweise auf Lebensstationen der Bewohner zu erhalten oder Tagesaushänge werden in dieser Schrift verfasst. *Dr. Stefan Arend,* Geschäftsführer der Einrichtungen, weist darauf hin, dass *»der überwiegende Teil der Bewohner in Alten- und Pflegeheimen ... mit deutscher Schreibschrift seine Schulzeit und Ausbildung erlebt* [hat]. *Viele Dokumente und Unterlagen aus dieser Zeit sind deutsch geschrieben. Erst später, vielleicht mit der Schulzeit der eigenen Kinder oder Enkelkinder, hat diese Generation das lateinische Alphabet schreiben (und lesen) gelernt. Von daher kann man ohne weiteres die These aufstellen, dass auch die deutsche Schreibschrift, zum Beispiel in der Sütterlin-Variante, ein möglicher Schlüssel, ein möglicher Türöffner zu* *erkrankten Menschen sein kann. Auf jeden Fall stellt die deutsche Schreibschrift ein wichtiges Arbeitsmittel und ein unerlässliches Handwerkszeug für Biografiearbeit dar«* (*Arend* 2003:36).

Ausgangspunkt für dieses Projekt war die Überzeugung, dass historisches Wissen ein wichtiges Handwerkszeug für erfolgreiche Biografiearbeit ist. Dazu kam die Beobachtung, dass sich viele Bewohner nicht mehr über biografische Geschehnisse äußern können, aber durchaus noch über viele schriftliche Zeugnisse und Dokumente ihres Lebens verfügen. Diese Dokumente sind in der Regel aber noch alle komplett in der deutschen Schreibschrift verfasst. So entstand im Jahre 2002 die Idee, sich intensiver mit der Sütterlinschrift zu beschäftigen. Es wurden Fachbücher gelesen und die Mitarbeiter mit dieser Schrift vertraut gemacht. Einige ältere Mitarbeiter hatten diese Schrift noch als Zweitschrift in der Schule gelernt. So war es möglich, dass sich die Mitarbeiter gegenseitig aus- und fortbildeten. Neben den Auswirkungen für die Bewohner schien auch für die Mitarbeiter ein gewisser Reiz in der Beschäftigung mit der Sütterlinschrift[22] zu liegen: Für viele war es spannend, ein bisher nicht verstandenes Schriftstück zu entschlüsseln. Detektivisches Arbeiten machte sich zum Teil breit.

Die Sütterlinschrift wird bei verschiedenen Gelegenheiten im Heimalltag genutzt: Beim Vorlesen, beim gemeinsamen Entschlüsseln alter Dokumente, im Tagesaushang, bei Einladungen und Beschriftungen. Der Einsatz dieser Schrift ist immer wieder Anlass für Gespräche. Bewohner und Gäste bleiben vor den Aushängen stehen, fangen an, die Informationen zu ergründen, berichten aus ihrer eigenen Schulzeit oder präsentieren die eigenen (verborgenen) Fähigkeiten dieser alten, fast vergessenen Schrift und Schreibweise. Angehörige sind »baß erstaunt«, was bei der Biografiearbeit mit Hilfe der Auswertung historischer Dokumente alles zu Tage gefördert wird und schließlich erinnern sich auch demenziell erkrankte Bewohner ihrer Jugend, wenn z. B. gemeinsam im alten Stammbuch der Geburtsort Insterburg in Ostpreußen entziffert wird.

Dieses Projekt ist deshalb so bemerkenswert, weil es einerseits Ressourcen der Bewohner (nämlich diese Schrift lesen und verstehen zu können) wahrnimmt und fördert und andererseits durch den Gebrauch dieser Schrift (z. B. beim Entziffern alter Dokumente) verborgene Informationen wieder zugänglich gemacht werden.

---

22 Unter www.uni-saarland.de/~m.hahn/slp2000.htm haben Sie die Möglichkeit, im Internet über ein interaktives internetbasiertes Lernprogramm die Sütterlinschrift zu erlernen. Bevor Sie mit SLP 2000 (Sütterlin Lernprogramm) arbeiten können, müssen Sie die Schriftart Sütterlin auf Ihrem Computer installieren. Sie finden sie auf der Internetseite zum download.

7.4.3 Autonomieförderung durch Biografie-Sensibilität – ein Fazit

Die Biografie eines Menschen ist sozusagen der Bauplan für sein Lebenshaus. Je älter jemand ist, desto größer ist sein Erfahrungsschatz, desto verwinkelter und ausgestalteter sein Haus. Unsere Biografie macht uns aus, zeigt unsere Einzigartigkeit. Weiter oben wurde aufgezeigt, dass Biografiearbeit identitätsstiftenden Charakter hat. Wer eine Geschichte hat, ist jemand, bekommt ein Gesicht mitten in der (institutionalisierten) Masse. Ungeahnte Ressourcen können durch diese Rückbesinnung auf sich selbst bei (alten) Menschen frei gesetzt werden. Für Heimbewohner kann dies zu einem neuen Bewusstsein ihrer selbst und ihrer Potenziale führen. Für viele sind der Heimeintritt und die damit verbundenen Änderungen der Alltagsgestaltung von mehr oder weniger großen Verlusterfahrungen geprägt. Gerade in solch einer Situation kann das Wissen um den Reichtum der eigenen Lebensgeschichte, der Stolz auf im Leben Geleistetes zu einem gestärkten Selbstbewusstsein führen. Die Erfahrung eines solchen Selbstbewusstseins ist meines Erachtens eine Voraussetzung für das Erleben von Autonomie. Wenn wir als Forschungsgruppe zu Beginn dieses Buches Autonomie als lebendiges Element der aktiven Lebensgestaltung definiert haben, kann die Sensibilität für die Biografie der alten Menschen eine Basis für diese »Vitalität« legen. Das bedeutet nicht, dass ein biografieorientierter Ansatz in der Altenpflege automatisch eine autonomiefördernde Pflege nach sich zieht, aber eine Biografieorientierung ist eine gute Rahmenbedingung, um die Autonomie von Heimbewohnern auch im Sinne von Selbstbestimmung zu fördern. Auch *Lensing* betont, wie wichtig ein Blick auf die Biografie der Bewohner ist, um so dem unterschiedlichen Bedürfnis nach Mit- bzw. Selbstbestimmung gerecht zu werden: *»Das Vorhandensein umfassender persönlicher Kontrolle, also vollständiger Planungs- und Handlungskompetenz, scheint … nicht zwangsläufig ein individuelles Bedürfnis zu sein, hier spielen Erfahrungen innerhalb des gesamten Lebenslaufs eine wesentliche Rolle«* (1999:51). Autonomieförderung hat immer einen individuellen Charakter: Sie kann sogar bedeuten, dass jemand möchte, dass andere in den meisten Bereichen seiner Alltagsgestaltung für ihn entscheiden. Um die Individualität der Bewohner im Sinne einer Vorstufe von Autonomie zu fördern, bedarf es einer Sensibilität für die Biografie der Einzelnen. Diese Biografie-Sensibilität meint nicht primär eine Methode, sondern ein Interesse, eine Wachheit und ein inneres Gespür für die Einzigartigkeit jedes (alten) Menschen.

Ja, es kann gesagt werden: Biografie ist ein (heimlicher) Schlüssel für die Autonomieförderung!

Auf den Punkt gebracht

Zwar ist unsere Biografie für uns Menschen außerordentlich wichtig. Aber was unser autobiografische Gedächtnis anbelangt, ist eine gewisse Vorsicht geboten:

Unsere Erinnerungen sind eng mit unserer Persönlichkeit und unserem so genannten Selbstschema verknüpft, was zur Folge hat, dass sich unser Gedächtnis durchaus kleinere oder größere Korrekturen erlaubt, damit unsere Lebensgeschichte für uns subjektiv sinnvoll bleibt. Dieses Gedächtnissystem hat für uns identitätsstiftenden Charakter.

Biografiearbeit mit alten Menschen in Alten- und Pflegeheimen kann viele Auswirkungen haben, wie z. B. Verständnis füreinander, Erleben von Spaß und Sinn, aber auch Unverständnis oder gar Ablehnung.

Möglichkeiten der Biografiearbeit sind zum Beispiel: Erzählcafés, die Gestaltung eines Lebensbuchs, Geschichtskoffer, etc.

Unter Biografie-Sensibilität ist ein Interesse bzw. ein inneres Gespür für die Einzigartigkeit der Lebensgeschichte jedes (alten) Menschen zu verstehen, die bei Pflegenden neben anderen Fähigkeiten ein hohes Einfühlungsvermögen, ausgeprägte kommunikative Kompetenzen und geschichtliches Hintergrundwissen voraussetzt.

Spezielle Literatur

Allheit, P.; Hoerning, M. (Hrsg.): Biographisches Wissen. Beiträge zu einer Theorie lebensgeschichtlicher Erfahrung, Frankfurt, New York 1989.

Arend, S.: Alte Schule. In: Altenpflege 6 (2003); S. 34–36.

Brands-Haverkamp, M.; Fuchs, M.: Biografiearbeit braucht umfassendes Generationenwissen. In: Pflegezeitschrift 10 (2000), S. 672–674.

Buijssen, H.: Zurück in die Vergangenheit. In: Altenpflege 11 (1998), S. 22–25.

Engelmann, J.: Das menschliche Gedächtnis, 2. Auflage, Göttingen 1991.

Falk, J.: Biographiearbeit in der Lehrerfortbildung und Pflegeausbildung. In: PFLEGEPÄDAGOGIK 4 (1999), S. 12–16.

Filipp, S. H.: Lebenserfahrung und Lebenssinn. Biographische Aspekte des Alterns. In: Funkkolleg ALTERN. Studienbrief 1. Deutsches Institut für Fernstudienforschung an der Universität Tübingen, 1996.

Geisler, U.: Biographiearbeit als Gegenstand und Methode im Unterricht an Kranken- und Altenpflegeschulen. In: PR-INTERNET 4 (1999), Pädagogik, S. 112–120.

Gereben, C.; Kopinitsch-Berger, S.: Auf den Spuren der Vergangenheit: Anleitung zur Biographiearbeit mit älteren Menschen. Wien, München, Bern 1998.

Gerhard, D.: Biographiearbeit in der Altenhilfe und Pflege. In: Krankendienst 12 (1997), S. 414–416.

Gold, A.: Gedächtnisleistungen im höheren Erwachsenenalter. Bern, Göttingen, Toronto, Seattle, 1995.

Herriger, N.: Lebensgeschichtliche Spurensuche. In: Soziale Arbeit 3 (1998), S. 85–89.

Kerkhoff, B.: Lebensgeschichten verstehen lernen: Biografiearbeit – Schlüssel für eine individuelle Begleitung in der Pflege. In: Die Schwester/Der Pfleger 15 (2002) 10, S. 830–833.

Knopf, M.: Gedächtnis im Alter, Berlin, Heidelberg 1987.

Koch-Straube, U.: Fremde Welt Pflegeheim: Eine ethnologische Studie. 2. Auflage. Bern, Göttingen, Toronto, Seattle, 2003.

Kunz, J.: Demenz, Alter und Gedächtnis. Frankfurt 1990.

Müller, D.: Schesny-Hartkorn, H.: Biographiegestützte Arbeit mit verwirrten alten Menschen – ein Fortbildungsprogramm. Köln 1998.

Opitz, H.: Biographie-Arbeit im Alter. Würzburg 1998.

Osborn, C.; Schweitzer, P.; Trilling, A.: Erinnern. Eine Anleitung zur Biographiearbeit mit alten Menschen,. Incl. Tonkassette (120 Min.) stereo; (dt.) (Ton-Texte). Freiburg 1997.

Sachweh, S.: Falsches Verständnis. In: Altenpflege 6 (2003), S. 37–39.

Sacks, O.: Der Mann, der seine Frau mit einem Hut verwechselte, Reinbeck bei Hamburg 1993.

Schwarz, K.: Die Biographie eines Bewohners als Inhalt des Faches Pflege des alten Menschen. In: AltenPflegerin + AltenPfleger 3/4 (1995), S. 25–30.

Schacter, D.: WIR sind ERINNERUNG. Reinbek bei Hamburg 1999.

Schweppe, C.: Alter und Biographie. In: Neue Praxis; 6 (1999), S. 575–594.

Skiba, A.: Erzähl doch mal … In: Altenpflege 9 (1996), Beilage: Altenpflege Forum, S. 66–71.

Strube, G.; Weinert, F.: Autobiographisches Gedächtnis: Mentale Repräsentation der individuellen Biographie. In: Jüttemann, G.; Thomae, H. (Hrsg.): Biographie und Psychologie. Berlin 1987.

Trilling, A. (1998a): Erinnern und Pflegen. In: Altenpflege 11 (1998), S. 26–29.

Trilling, A. (1998b): »Der Funke muß überspringen«. In: Altenpflege 11 (1998), S. 28–29.

Trilling, A. (1998c): Ein unverdauter Brocken. In: Altenpflege 11 (1998), S. 30.

Weingandt, B.: Biografische Methoden in der Geragogik – qualitative und inhaltsanalytische Zugänge. Köln 2001.

7.5 Neue Strategien des Managements von Pflegeeinrichtungen

Hermann Brandenburg

Die Umsetzung dieser Ansätze wie Heimeintrittsplanung, Biografiearbeit und die (Weiter-)Entwicklung von autonomieförderndem Verhalten bei Pflegenden, kann aber nur bei einem kooperativen Führungsstil der Pflegedienstleitung gelingen, denn wird in der Führungsebene direktiv entschieden und angeordnet, was zu tun ist, so spiegelt sich dieses Verhaltensmuster oft in der Beziehung zwischen Mitarbeiterinnen und Bewohnerinnen wider.

Unterstützung bei der Aufrechterhaltung der Autonomie ist ein Ziel in der Arbeit mit alten Menschen. Dieses Ziel steht jedoch im Zusammenhang mit anderen Zielen, etwa der Förderung der Selbstständigkeit, des Wohlbefindens oder der Sicherung von Lebensqualität insgesamt. Das Erreichen dieser Ziele ist nicht allein Aufgabe der Pflege. Es ist vor allem eine Aufgabe der Leitungen in den Einrichtungen. Diese müssen nicht nur Konzeptionen und geeignete Strategien entwickeln, damit die Selbstständigkeit, Autonomie und Lebensqualität von Bewohnern aufrechterhalten, gefördert und weiterentwickelt werden kann. Dazu gehört auch die Überlegung, dass sich Autonomie nicht in der bloßen Wahlfreiheit beim Essen, Anziehen oder des Verlassens des Hauses erschöpft. Die entscheidende Frage lautet – etwa bezogen auf die Mahlzeiten – ob der Bewohner entscheiden kann, mit wem er wann und was er essen möchte. Entscheidend ist also die inhaltliche Gestaltung der Autonomie in Einrichtungen und nicht die Wahlfreiheit allein. Nicht zuletzt aus diesem Grund ist eine wichtige Aufgabe darin zu sehen, dass durch ein Qualitätsmanagement Kontrollkriterien festgelegt werden, die die durchgeführten Maßnahmen überprüfbar machen und vorhandene Schwachstellen beseitigen. Eine zentrale Schwachstelle ist das gegenwärtig in den meisten Einrichtungen vorfindbare Führungsverständnis und die Kommunikationskultur. Fallstudien von *Heinemann-Knoch et al.* (1998) belegen, dass Mitarbeiterinnen nur dann dauerhaft auf Selbstständigkeit und Selbstbestimmung achten, wenn sie selbst eine solche Unterstützung erhalten und ihre Arbeit selbstverantwortlich an den Bedürfnissen der Gepflegten ausrichten können. Eine solche Haltung der Beschäftigten kann sich nur in einem kooperativen Arbeitsklima entwickeln, dessen Voraussetzung ein entsprechender Führungsstil der Leitung selbst ist.

Ganz bewusst ist zunächst die Autonomie in den Verantwortungsbereich der Leitungen gerückt worden und damit gewissermaßen zur »Chefsache« erklärt worden. Die aktive Mitarbeit der Pflege und ihr Engagement in der Sache ist jedoch zwingend, damit Selbstständigkeit gefördert, Autonomie beachtet und die Lebensqualität in den Einrichtungen weiterentwickelt werden. Die Pflegenden sind die Berufsgruppe, die in alltäglichen Interaktionen den intensivsten Kontakt zu den Betroffenen haben und demzufolge auch eine entscheidende Rolle bei der

Umsetzung von fördernden Konzepten einnehmen. Aus diesem Grunde konzentrieren sich die folgenden Ausführungen auf den möglichen Beitrag der Pflege eingedenk der Tatsache, dass dafür Rahmenbedingungen und Ressourcen durch die Leitung sichergestellt werden müssen.

7.5.1 Pflegeorganisation, Pflegesystem, Pflegeassessment

Wir wissen aus einer Reihe von Studien, dass Bezugspflege und auf das Individuum ausgerichtete Pflegesysteme mit höheren Wahlmöglichkeiten für die Betroffenen, mit einer besseren Informationsvermittlung sowie mit einer klaren Zielabsprache und Feedbacks verbunden sind. Insbesondere in der Langzeitpflege hat sich ein personenzentrierter Ansatz bewährt (vgl. *Kitwoood* 2000), der weniger funktionale Abläufe und Routinen des Alltags betont, sondern stärker auf die Beratung und Unterstützung der Betroffenen setzt, das Involvement von Angehörigen beachtet und nach dem Konzept des therapeutischen Teams ausgerichtet ist. Auch bei der Untersuchung der so genannten Pflegemodelle (vor allem *King, Orem, Peplau*) hat sich gezeigt, dass pflegerisches Arbeiten auf der Grundlage eines theoretischen Ansatzes positive Auswirkungen haben kann. Erwähnenswert ist diesbezüglich die Erstellung einer Konzeption pflegerischer Arbeit, die Festlegung von Zielen und die Überprüfung der erreichten bzw. nicht erreichten Qualität pflegerischer Arbeit. Diese Aspekte können nur realisiert werden, wenn Kriterien für »gute Pflege« identifiziert und im Team abgestimmt sind. Ein weiterer Gesichtspunkt bezieht sich auf den Pflegeprozess, vor allem auf das Assessment und die Dokumentation. Ohne eine adäquate Pflegeanamnese bzw. ein Pflegeassessment ist es nicht möglich, die Potenziale einer selbstständigen Lebensführung bei älteren Menschen zu identifizieren und sie an Entscheidungen, etwa bezogen auf die Pflegeplanung, zu beteiligen.

Es ist bekannt, dass insbesondere die vorhandenen Pflegedokumentationen nicht nur methodisch unzureichend sind, sondern auch inhaltlich und konzeptionell nicht dem Stand der pflegewissenschaftlichen und gerontologischen Diskussion entsprechen. Spezielle Methoden und Verfahren der Pflegebeurteilung sind in anderen Ländern üblich, in Deutschland allerdings nicht. Zu denken ist hier vor allem an ein in den USA bereits in 17 000 Einrichtungen eingesetztes standardisiertes Klientenbeurteilungssystem, das Resident Assessment Instrument (vgl. *Brandenburg* 2004). Dieses Verfahren, bei dessen Entwicklung auch Pflegende mitbeteiligt waren, zielt auf ein umfassendes Assessment körperlicher, sozialer und psychologischer Faktoren ab. Es enthält ein so genanntes Triggersystem, das auf Prioritäten in der Pflegeplanung hinweist. Mit Hilfe dieses Instruments kann insbesondere in stationären Einrichtungen, vor allem Pflegeheime, die Organisation und Systematik pflegerischer Arbeit optimiert werden. Verfahren allein nützen jedoch nichts, wenn die Teamarbeit, vor allem die Zusammenarbeit mit anderen Professionen nicht funktioniert. Gerade für die Förderung und Aufrechterhaltung von Patientenautonomie und Selbstbestimmung ist eine effektive Zusammenarbeit zwischen den Disziplinen zwingend. Konfligierende disziplinäre Perspektiven haben sich in der Vergangenheit immer wieder als eine Hauptbarriere für Patientenautonomie erwiesen.

7.5.2 Die Beteiligung von Patienten und Bewohnern an Entscheidungen

Wenn man sich die Realität der meisten Einrichtungen vor Augen führt, dann lassen sich Beispiele für eine echte Mitwirkung und Mitentscheidung von Bewohnern nur in wenigen Fällen finden. Fragen der Alltagsgestaltung, der medizinisch-pflegerischen Versorgung und der wohnräumlichen Gestaltung werden in den seltensten Fällen von Bewohnern aktiv beeinflusst. Die Mitwirkung beschränkt sich in aller Regel auf die Abstimmung des Speiseplans. Die für eine Beteiligung von Bewohnern vorgesehenen Gremien (z. B. der Heimbeirat) sind in vielen Einrichtungen als selbst artikulierte Interessenvertretung ungeeignet. Die Gründe sind vielfältig. Sie liegen in mangelnder Gremienerfahrung, Verhaltensunsicherheiten und dem Rollenkonflikt zwischen dem Bemühen um Anpassung im Heimalltag und einer aktiven, ggf. konflikthaften Durchsetzung von Wünschen oder Interessen. Es kann aber heute keinen Zweifel mehr geben, dass Partizipation der Betroffenen im therapeutischen Prozess und bei der Aufrechterhaltung eines psycho-physischen Wohlbefindens eine entscheidende Variable darstellt. Die gesamte Diskussion um Compliance, non-compliance oder intelligent non-compliance hat dies sehr eindrücklich zeigen können.
Zwei Aspekte sind aus meiner Sicht bedeutsam: Einerseits geht es im Sinne des Paradigmenwechsels vom Klienten zum Kunden darum, Betroffene an relevanten Entscheidungen tatsächlich mitwirken zu lassen. Das heißt konkret für Einrichtungen, dass die Handlungsspielräume für Bewohner eher weit als eng auszulegen sind und die Mitwirkung der Bewohner bzw. ihrer Vertreter aktiv zu fördern ist. Andererseits – und das haben psychologische Untersuchungen gezeigt (vgl. *Langer, Rodin* 1986; *Schulz* 1976) – geht es bei der Kontrolle über Alltagsentscheidungen häufig gar nicht um das tatsächliche Ausmaß an ausgeübter Kontrolle durch die Person, sondern viel stärker um eine subjektiv wahrgenommene Entscheidungskompetenz oder um die »Illusion« der Kontrolle. In einem Beitrag von *Kane* (1991, 282), einer ausgewiesenen Expertin für Langzeitpflege in den USA, heißt es: »*What matters is the individual's belief that he or she controls circumstances and outcomes.*« Dieser Befund sollte nicht als Plädoyer für die Manipulation von Patienten oder Bewohnern missverstanden werden. Er sollte in der Weise gedeutet werden, dass die Sorge vor dem Eingriff der Älteren in die Abläufe der Organisation und die Routinen der Institutionen unberechtigt ist und dass es vielmehr um Entscheidungen im unmittelbaren Nahbereich der Betroffenen geht.

7.6 »Moderne Konzepte« in der Altenpflege

Martin Huber

Viel versprechend klingen in den letzten Jahren neu aufgetauchte Konzepte, die den (potentiellen) Bewohnern von Altenpflegeeinrichtungen einen sorgenfreien und selbstbestimmten Lebensabend versprechen und in zahlreichen Publikationen, im Internet und in großzügigen öffentlichkeitswirksam angelegten Aktionen auf ihre Wirkungen hinweisen. Zwei dieser Konzepte, Eden-Alternative® und domino-coaching™ (im weiteren Text Eden-Alternative und Domino-Coaching) stehen exemplarisch für eine Vielzahl von Methoden und Konzepten, deren Begründer sich durch die viel versprechenden Wachstumsprognosen in der Altenpflege eine weite Verbreitung erhoffen.

Kurzüberblick

Die Konzepte werden kurz vorgestellt, indem auf den Ursprung bzw. die Entstehungsgeschichte, den theoretischen Hintergrund, Inhalte und Prinzipien sowie die bisherige Umsetzung des Konzeptes in Pflegeeinrichtungen eingegangen wird. Danach werden die Konzepte jeweils einer kritischen Betrachtung unterzogen und deren Chancen und Risiken für die pflegerische Praxis abgeleitet.

7.6.1 Eden-Alternative und Domino-Coaching

7.6.1.1 Eden-Alternative

Das Konzept Eden-Alternative wurde durch den New Yorker Allgemeinmediziner und Heimarzt *William Thomas* im Jahre 1991 begründet. Er beklagte die Missstände in Pflegeheimen, in denen seine Patienten wohnten. Seine Feststellung war, dass Medikamente und Tests nichts gegen die seiner Ansicht nach *»wirklichen Leiden«* in einem Pflegeheim, Einsamkeit, Nutzlosigkeit und Langeweile, ausrichten können. Er wollte den ihm anvertrauten Bewohnern die Erfahrung ermöglichen, dass es für sie einen Sinn hat, jeden Morgen aufzustehen. Die älteren Menschen sollten sich nützlich machen und sich mit dem Personal auch persönlich unterhalten können (vgl. *Monkhouse* 2002:19; *Bisaz* 2004:517).

Theoretischer Hintergrund

Für die Befürworter ist die **Eden-Alternative** nicht nur eine Methode, sondern eine Philosophie, die auf einen Kulturwandel hinzielt. *Christa Monkhouse*, Koordinatorin der *Eden-Alternative Europa*, weist in einer persönlichen Antwort darauf hin, dass es darin eher um ein weg von der Institution Pflegeheim und hin zu der Ermöglichung eines Lebens mit Unterstützung geht. Das Konzept hat nach eigenen Angaben keinen primär theoretischen Hintergrund, weil es aus der Praxis heraus entwickelt wurde. Es kann jedoch gut mit dem **Normalitätsprinzip**, dem

Konzept der erlernten Hilflosigkeit und den Forschungen von *Kane et al.* zu Lebensqualität im Alter verknüpft werden (2003).

Inhalte der Eden-Alternative

Die 10 Prinzipien der Eden-Alternative

1. Ein Mensch, der sich einsam fühlt, allein gelassen wird, der sich als hilf- und nutzlos erlebt, den Langeweile plagt, leidet mitten in der Gesellschaft.
2. Von jeher lebt ein Mensch idealerweise in Beziehung mit seiner Umwelt (Menschen, Tiere, der ganzen Natur). Er findet seinen Platz und seine Aufgaben und damit Sinn im Leben. Dies geht heute weithin verloren.
3. Wertschätzendes Miteinander erleichtert dem Einzelnen Zugänge zur Um- und Mitwelt und gibt ihm Würde.
4. Auf Fürsorge angewiesen zu sein, ist oft hart. Fürsorge muss so gegeben werden, dass sie die Würde des Empfangenden schützt. Es hilft ihm sehr, wenn er selber anderen etwas geben kann, wenn er auf diese Weise »gebraucht« wird. Echte Fürsorge hat ein Auge auf sich ergebende Möglichkeiten, vermittelt und fördert sie.
5. Gegenseitiges Vertrauen ermöglicht uns, anstatt auf sture Regeln zu pochen, auf momentane Bedürfnisse einzugehen. Das heißt auch, sich gegenseitig Respekt zu zollen. Spontaneität bringt Abwechslung ins Leben des Einzelnen, sie befreit und lässt Sinn erkennen und Freude wachsen.
6. Sinn zu finden, öffnet Türen in seelische und geistige Dimensionen und kann uns erfüllen; während täglicher, hektischer Aktionismus uns leer und unerfüllt lassen kann.
7. Medizinische/pflegerische Behandlung kann den Betroffenen kränken, wenn sie ohne Achtsamkeit und feines Erfühlen der Nöte und Bedürfnisse erteilt wird.
8. Einen alt gewordenen Menschen mit Respekt zu begegnen, lässt uns seine oft verborgene Weisheit erspüren und von ihr lernen.
9. Aus solchem lebendigen Miteinander entsteht persönliches Wachstum. Kein Programm ist uns dabei behilflich.
10. Eine weise, vorausschauende Führung (leadership) ist die wichtigste Voraussetzung im Kampf gegen Einsamkeit, Hilflosigkeit und Langeweile. Für echtes Führen gibt es keine Alternative

Arbeitsübersetzung der *Eden-Alternative®, C. Monkhouse* Schaffhausen 2000; Neufassung in Zusammenarbeit mit *H. Grieder* und *K. Dusic, Zollikon,* April 2002
(Bisaz 2004:517*)*

Als die zwei herausragenden Zielsetzungen dieses Konzeptes lassen sich folgende Aspekte identifizieren:

1. Das Herstellen einer Normalität im alltäglichen Leben
2. Das Entwickeln eines Gefühls des Gebrauchtwerdens und Nützlichseins für andere.

Die in der Literatur sehr theoretisch besprochenen Grundsätze des Konzeptes werden konkreter, indem die dadurch bewirkten Veränderungen im Alltag der älteren Menschen betrachtet werden. Das Gefühl der Einsamkeit wird durch die Förderung von Beziehungen zwischen Menschen und Tieren überwunden.

Erinnern wir uns an Frau Gnädig, die Ihnen zu Beginn des Buches vorgestellt wurde. Damit sie sich nicht so einsam fühlt, weil ihre Familie sie nicht so oft besuchen kann, erhält sie einen kleinen Hund, den sie streicheln kann und für den sie die Sorge übernimmt. Dem Gefühl der Hilf- bzw. Nutzlosigkeit wird durch die Integration von sinnvollem Handeln begegnet. Frau Gnädig erhält abhängig von ihrem Befinden die Möglichkeit, mit anderen Frauen zusammen den heimeigenen Garten zu bestellen oder bei der Zubereitung des Essens behilflich zu sein. Langeweile wird durch Freude, Humor und Spontaneität besiegt. Falls es Frau Gnädig in der Nacht zu langweilig wird, kann sie bis um zwei Uhr morgens das »Nachtcafé« aufsuchen und dort mit der Nachtschwester oder anderen älteren Menschen ins Gespräch kommen.

Es ist von einem Ort die Rede, an dem sich das Leben abspielen kann. Pflegeheime sollen menschliche Lebensräume werden, in denen die Wünsche und Bedürfnisse der Bewohner Ausgangspunkt aller Bemühungen sind (vgl. *Monkhouse* 2002:20*)*.

Umsetzung in die Praxis

In zwei- bis dreitägigen Fortbildungen wird allen Mitarbeitern von Pflegeeinrichtungen, also nicht nur Pflegenden, das Konzept mit Zielsetzung, Inhalten und konkreten Anwendungsmöglichkeiten vermittelt. Bei Pflegenden konnte eine Begeisterung für dieses Konzept registriert werden, da dieser Ansatz ihrer Motivation entsprach, aus der sie ursprünglich den Altenpflegeberuf gewählt hatten. Deshalb sind Schulungsinhalte auf die Reflexion der herkömmlichen beruflichen Sozialisation und der »*heimlichen Werte*« einer herkömmlichen Organisation ausgerichtet. Ziel ist es, den Teilnehmern dieser Schulungsmaßnahme eine Umsetzung von neuen Werten, wie Partizipation, Risikobereitschaft und Autonomie zu ermöglichen (vgl. *Bisaz* 2004:517).

Unbeantwortet bleibt die Frage, wie es in der kurzen Zeit von nur zwei bis drei Tagen möglich sein kann, einen derart massiven Veränderungsprozess bis hin zu einem Paradigmenwechsel in der Institution und speziell bei Pflegenden zu erreichen.

Schon mehr als 200 Pflegeeinrichtungen in den USA arbeiten nach der *Eden-Alternative*. In den letzten fünf Jahren sind auch Heime in Europa, überwiegend in der Schweiz, dazu gekommen. Einige durch *Eden-Alternative* in Auftrag gegebene Studien bestätigen den Erfolg dieses Konzepts. In zahlreichen Publikationen wird die Wirksamkeit an folgenden Kriterien aufgezeigt: Der Medikamentenverbrauch wurde um 45 % gesenkt; aggressives Verhalten reduzierte sich um 60 %; das Personal hatte 45 % weniger Krankheitstage und die Fluktuationsrate des Personals wurde halbiert (vgl. *Ransom* 2000; *Monkhouse* 2002:19; *Bisaz* 2004:517).

Kritische Würdigung

Unbestritten sind die positiven Effekte, die bei Heimbewohnern durch Eden-Alternative bewirkt werden (vgl. *Bergmann-Evans* 2004), aber etliche Aspekte dieses Konzeptes sind in der Altenpflege nicht neu. Besonders im deutschsprachigen Raum gibt es weit entwickelte Konzepte zum Einsatz von Haustieren in Pflegeheimen, zur lebensweltorientierten Wohnraumgestaltung, zur basalen Stimulation (vgl. *Bienstein, Fröhlich* 2004), Validation und weiteren, vielfach in der Praxis erprobten Konzepten. So bieten das *Kuratorium deutsche Altershilfe (KDA*) und der *Diözesan-Caritasverband für das Erzbistum Köln* eine berufsbegleitende Weiterbildung mit dem Titel »*Tiere öffnen Welten*« an. Konkret geht es dabei um den gezielten Einsatz von Tieren in Pflegeheimen, damit zum Beispiel demenziell erkrankte Bewohner über das Streicheln eines Hundes eine Beziehung aufbauen und sich nach außen hin öffnen können (weitere Informationen im Internet: www.pflegen-online.de/altenpflege/news/tiere-altenhilfe-kda.htm).

Deshalb überrascht es auch nicht, wenn Experten aus Pflegewissenschaft und Gerontologie skeptisch die Implementierung von Konzepten wie das der *Eden-Alternative* betrachten. *Hans-Rudolf Schelling*, Geschäftsführer des »Zentrums für Gerontologie an der Universität Zürich«, betont, dass die Forderung nach lebensweltorientierten Ansätzen und die Verabschiedung von einem auf Versorgung und Pflege konzentrierten System die Meinung in der herrschenden Lehre spiegeln. Deshalb spräche auch nichts dafür, warum ein solches Angebot als Marke geschützt werden sollte. *Markus Leser*, Leiter des Fachbereichs Alter im schweizerischen Heimverband Curaviva, ergänzt mit dem Hinweis, dass die Abkehr vom Heim mit Spitalcharakter, das Zulassen von Tieren in Heimen und etwa die Orientierung an Großfamilien quasi Standards sind. Störend ist, dass mit einem religiösen Pathos für die *Eden-Alternative* geworben wird. Wahrscheinlich werden neue Konzepte um die Gunst der älteren Menschen buhlen, denn viele Dienstleistungsanbieter im sozialen Bereich betrachten die Altersbetreuung als rasant wachsenden Markt. (vgl. *Bermann-Evans* 2004:28; www.nursingcare.de/edenaltern.htm [Stand 19-11-2004].

7.6.1.2 Domino-Coaching

Im Frühjahr 2000 begann *domino-world,* ein Unternehmen mit elf Einrichtungen der Altenpflege in Berlin und Brandenburg, mit der Umsetzung des eigens entwickelten Pflegekonzeptes *Domino-Coaching.* Es handelt sich dabei nach Aussagen von *Lutz Karanauchow*, dem Vorstand von *domino-world*, um ein neuartiges Pflege- und Betreuungskonzept für alte und pflegebedürftige Menschen.

Theoretischer Hintergrund

Domino-Coaching gründet auf drei Säulen: Als erste Säule kann ein an die humanistische Psychologie der 50er Jahre angelehntes entwicklungsorientiertes Menschenbild betrachtet werden. Entwicklungsorientierung ist so zu verstehen, dass »*lebende Systeme einen ständigen Impuls zur Weiterentwicklung in sich tragen*«. Nach Angaben von *Schulte-Kuhnt* lässt sich dieser Anspruch auf pflegebedürftige, alte Menschen übertragen, denn schließlich streben auch sie nach »*Genesung, Wohlbefinden und größerer Autonomie*« (2003:39).

Die zweite Säule steht für das Einnehmen einer systemischen Perspektive, in der der Pflegebedürftige als Teil eines sozialen Ganzen betrachtet wird. Nicht nur die Beziehungen und Wechselwirkungen auf der sehr individuellen, persönlichen Ebene innerhalb des familiären und sozialen Netzwerkes stehen im Blickfeld der Betrachtung, sondern auch die institutionelle und gesellschaftliche Ebene.

Die zwei ersten Säulen werden durch eine weitere, die Kommunikationstheorie, ergänzt. Die im *Domino-Coaching* geführten Gespräche werden vom Inhalt her unter Berücksichtigung wissenschaftlich anerkannter Kommunikationsgrundsätze geführt und versprechen sich in ihrer Zielsetzung eine therapeutische Wirkung (2003:39). Diese Kommunikationsgrundsätze sind angelehnt an *Thomas Gordon* und *den klientenzentrierten Ansatz* von *Carl R. Rogers* und lassen sich in Grundhaltungen und Kommunikationstechniken auf verbaler und nonverbaler Ebene unterscheiden.

Die zwei Grundhaltungen sind positive Wertschätzung und Entwicklungsorientierung. Nehmen wir beispielhaft ein Coaching-Gespräch, das mit Frau Eisele geführt wird. Es würde in dieser Gesprächssituation bedeuten, dass es durch diese positive Wertschätzung der Pflegekraft als Coach ermöglicht wird, Frau Eisele so anzunehmen, wie sie ist. Entwicklungsorientierung ist so zu verstehen, dass Frau Eisele die Fähigkeit zum persönlichen Wachstum besitzt und für ihre Gesundheit und ihr Lebensglück Verantwortung tragen kann, unabhängig von ihrem Alter und ihren Krankheiten.

Die drei verbalen Kommunikationstechniken sind das Stellen von offenen Fragen, das »Paraphrasieren[23]« und das »Verbalisieren[23]«. Die nonverbalen Techniken wendet der Coach an, wenn er im Gespräch mit Frau Eisele den richtigen Abstand und einen angemessenen Sitzwinkel wählt. Er hält Blickkontakt und muss dabei Blickhöhe und Kopfneigung an die von Frau Eisele anpassen. Zusätzlich wird Körperkontakt wohldosiert eingesetzt und versucht, die Stimme und die Körperhaltung von Frau Eisele zu spiegeln, um eine angenehme und offene Gesprächsatmosphäre zu schaffen

Inhalte von Domino-Coaching

Betrachtet man den Ablauf von *Domino-Coaching* sind zahlreiche Parallelen zu Schritten des Pflegeprozesses oder zu therapeutischen Settings unverkennbar. Anhand der Vorstellung eines exemplarischen Coachingprozesses mit Frau Eisele kann deutlich werden, wie vorgegangen wird:

Zu Beginn findet ein so genanntes **systemisches Erstgespräch** statt, in dem neben dem gesundheitlichen und psychosozialen Status auch die biografische Entwicklung von Frau Eisele erhoben wird. Ausgehend von diesem Gespräch erarbeitet der Coach ein **Stärken-Schwächen-Profil**, was mit der Formulierung von Ressourcen und Problemen vergleichbar ist.

Im zweiten Gespräch wird eine **Zielvereinbarung** mit dem Schwerpunkt auf den Vorstellungen von Frau Eisele geschlossen. Diese Zielvereinbarung ist die Grundlage für das Therapieprogramm.

Die weiteren Sitzungen, die einmal monatlich mit Frau Eisele stattfinden, dienen der **Evaluation** des bisherigen Verlaufs.

Umsetzung in die Praxis

Die Pflegekräfte werden als Coach im unternehmenseigenen Schulungszentrum auf ihr zukünftiges Aufgabenfeld vorbereitet. Im Vergleich zur *Eden-Alternative,*

---

[23] Paraphrasieren = der Hauptgedanke des Klienten wird in eigenen Worten wiedergegeben.

[24] Verbalisieren = emotionale Inhalte des Gespräches bzw. Gefühle hinter einer Aussage werden explizit angesprochen.

bei der alle an der Betreuung von pflegebedürftigen Menschen beteiligten Berufsgruppen geschult werden, können bei *Domino-Coaching* nur ausgewählte Mitarbeiter in die Schulungsmaßnahme aufgenommen werden. Dieses Fortbildungs- und Supervisionsprogramm umfasst sechs Trainingstage, in denen nicht nur Theorievermittlung, sondern auch Übungen, Rollenspiele und praktische Fallarbeit eine große Bedeutung haben. Inhalte der für Pflegekräfte berufsbegleitenden Bildungsmaßnahme sind hinlänglich bekannte medizinische Methoden und Konzepte aus der Psychologie, wie etwa therapeutische Gesprächsführung, Qi Gong[25], Licht-, Farb-, Mal- und Musiktherapie, verbunden mit einem speziellen Ernährungs- und Bewegungsprogramm.

Unabhängig vom Grad der Pflegebedürftigkeit und dem Stadium einer demenziellen Erkrankung ist die Methode *Domino-Coaching* wie die *Eden-Alternative* auch bei allen Heimbewohnern einsetzbar. Anhand von Aussagen, wie: »*Domino-Coaching ist in allen Betreuungsformen – ambulant, teilstationär, stationär – und bei allen geriatrischen Problemlagen anwendbar,*« könnte jedoch der Eindruck entstehen, dass nicht der pflegebedürftige Mensch an sich, sondern nur Attribute, wie sein Hilfebedarf oder die Art der Unterbringung von Bedeutung sind (*Schulte-Kuhnt* 2003:38).

Die Umsetzung von *Domino-Coaching* ist bis jetzt auf die Einrichtungen des Betreuungsvereins *domino-world* beschränkt. Angestrebt ist eine Patentierung der Unternehmenskonzeption, in das die Methode *Domino-Coaching* eingebettet ist. Dann bestünde nach eigenen Angaben die Möglichkeit, für eine weitere Verbreitung zu sorgen.

Kritische Würdigung

Der Methode *Domino-Coaching* ist zu Gute zu halten, dass sie zum einen eine gute Abstimmung unterschiedlicher Konzepte auf die individuelle Situation von pflegebedürftigen, alten Menschen in Institutionen der Altenpflege ermöglicht. Zudem wird dadurch ein Transfer von theoretischen Konzepten in die pflegerische Praxis positiv unterstützt. Es fällt auch positiv auf, dass sich sowohl Eden-Alternative als auch Domino-Coaching um einen Perspektiven- und Paradigmenwechsel in der Pflege bemühen.

---

25 Qi steht für Lebenskraft und Gong für »beharrliches Üben«. Mehr als 2000 Übungen dieser chinesischen Heilgymnastik umfassen eine bewusste Körperhaltung, ruhige Bewegungen und Atemübungen in verschiedenen Körperpositionen. Dadurch werden Körper und Geist in Einklang gebracht und die Lebensenergie kann wieder ungestört fließen (Medizinische Gesellschaft für Qi Gong in Bonn).

Auffallend ist, dass in beiden Konzepten von Autonomie die Rede ist, diese sogar als das Ziel aller Bemühungen benannt wird. Geht man in die Tiefe und hinterfragt das jeweils zu Grunde liegende Verständnis von Autonomie, so wird klar, dass bei *Eden-Alternative* und *Domino-Coaching* von Autonomieförderung als Ziel die Rede ist, aber anscheinend darunter nicht Autonomie im Sinne von Förderung des Rechts auf Selbstbestimmung und Entscheidungsfreiheit der pflegebedürftigen Menschen verstanden wird, sondern Autonomie scheinbar mit der Steigerung von Selbstständigkeit verwechselt wird.

Die Situation von alten Menschen in Pflegeheimen lässt sich auch nicht auf Begriffe wie Einsamkeit, Nutzlosigkeit und Langeweile reduzieren und kann auch nicht allein durch die Anwendung von Methoden wie umfassendes Assessment durch Berücksichtigung der Biografie, optimale Kommunikation, ausgewogene Ernährung und Entspannungstechniken behoben werden. Diese Konzepte und Methoden werden so sehr in den Mittelpunkt gestellt, dass nur wenig Raum für die Diskussion der Rolle und Verantwortung von Pflegenden, die diese Konzepte anwenden, bleibt. Es muss an dieser Stelle betont werden, wie wichtig professionelle Pflegekräfte sind, die Konzepte und Methoden gemeinsam mit den pflegebedürftigen Menschen sinnvoll auswählen und situationsbezogen umsetzen können. Erst dann kann es gelingen, dass diese Methoden und Konzepte sinnvoll in der Beziehung zwischen Pflegenden und Gepflegten zur Anwendung kommen.

Es fällt zudem schwer, *Domino-Coaching* als ein neues Pflegemodell zu bezeichnen, wie es von *Schulz-Kuhnt* getan wird. Aussagen wie »*Zurzeit seien etwa 500 von 700 in Frage kommenden Patienten auf das vor zwei Jahren entwickelte Konzept umgestellt worden*«, machen deutlich, dass sich Zielsetzung und Methode verkehren. Schließlich sollte die Methode *Domino-Coaching* den Pflegebedürftigen dabei behilflich sein, ihren Alltag im Pflegeheim besser bewältigen zu können und nicht dazu führen, dass die Pflegebedürftigen an die Methode *Domino-Coaching* »*angepasst*« werden. Die daraus ableitbare eigentliche Problematik liegt in der Formulierung der Zielsetzung des Gesamtkonzeptes: Die Förderung der Autonomie und die Erhöhung der Selbstständigkeit der Betroffenen wird zum Weg degradiert, um das eigentliche Ziel, »*sich mit dem neuen Dienstleistungsangebot signifikant von den Wettbewerbern zu unterscheiden und damit langfristig eine strategische Positionierung am Markt zu sichern*«, zu erreichen (2003:38).

7.6.1.3 Vor- und Nachteile der Konzepte auf einen Blick

Vorteile

- Etablierte Methoden werden auf die individuelle Situation des pflegebedürftigen Menschen bezogen und angewandt.
- Als Ziel wird ein Paradigmenwechsel hin zu einer bewohnerorientierten Pflege genannt.
- Durch die Anwendung der Methoden kann der Theorie-Praxis-Transfer positiv unterstützt werden.

Nachteile

- Etliche der Methoden werden als neu angepriesen, obwohl sie schon längst in der pflegerischen Arbeit etabliert sind. Ergänzend dazu fallen Bestrebungen zu Patentierung und Lizenzierung der Methoden negativ auf.
- Die Orientierung an den Bedürfnissen der Pflegebedürftigen ist nur ein Weg, um das eigentliche Ziel einer marktwirtschaftlich-strategisch aussichtsreichen Position zu erreichen.
- Angestrebte Ziele, wie die Förderung von Autonomie und Selbstbestimmung bleiben bei genauerer Betrachtung auf Erhalt und Steigerung der Selbstständigkeit begrenzt.

Die individuelle Perspektive der Pflegebedürftigen

Die bereits diskutierte Vorauswahl von therapeutischen Methoden verabschiedet sich vom Postulat der Bewohnerorientierung, indem von außen eine Definition darüber stattfindet, was für Heimbewohner das Richtige ist. Welches Konzept bzw. welche Methode (Qi Gong, Maltherapie etc.) ist in einer konkreten Situation möglich bzw. anwendbar? Wie lässt sich das mit der Einsicht vereinbaren, dass Kriterien, nach denen sich Handeln oder Verhalten bestimmen lassen, je nach Situation und den Interaktionspartnern stark variieren? (vgl. *Hohm* 2000:92).

Koch-Straube kritisiert, dass es nur darum gehe, »*das Verhalten des Menschen an die Erfordernisse seiner Krankheit anzupassen (und auch an die Erfordernisse eines begrenzten finanziellen und zeitlichen Budgets im Gesundheitswesen), weitgehend ohne Berücksichtigung seiner speziellen Persönlichkeit, seiner psychosozialen Lebenslage und seiner materiellen Voraussetzungen*« (2001:67). Sie zielt auf ein in der Psychologie und Sozialen Arbeit nicht unbekanntes Phänomen ab. Denn auch dort wird anscheinend dafür gesorgt, dass bei Klienten ausgerechnet die Probleme festgestellt werden, für die man auch eine passende Lösung anbieten kann. *Reis* kritisiert solch eine weit verbreitete Praxis in der psychosozialen Beratung, die von *Schmitz, Bude* und *Offe* als eine »*Anpassung des individuellen Problemfalles an ein dem Berater bekanntes Problemlösungsmuster*«, bezeichnet wird. »*Der Klient muss folglich, überspitzt gesagt, in der Beratung dazu gebracht werden, dass er anerkennt, die Probleme zu haben, für die der Berater oder die Beratungsstelle Lösungen anbieten können.*«(*Reis* 1997:99 zit. n. *Schmitz, Bude, Offe* 1989:142f.)

Übertragen auf das Selbstbestimmungsrecht von pflegebedürftigen Menschen könnten sich deshalb Pflegende, Ärzte und Angehörige anderer Disziplinen die Frage stellen: Mit welchem Recht können wir überhaupt glauben zu wissen, was in der konkreten Situation für den Betroffenen das Wichtige und das Richtige ist? Die ausgewählten Informationen und medizinischen, wie auch psychologischen Therapiemöglichkeiten können zwar bedeutsam für die Krankheiten und den Grad der Pflegebedürftigkeit und daraus resultierenden Strategien sein – für den Menschen in seiner konkreten Situation muss das nicht ohne weiteres zutreffen. Unbestritten bleibt der Effekt der Kontrollüberzeugung, also die Gewissheit zu haben, das eigene Leben selbst aktiv beeinflussen zu können, was in den Konzepten dadurch ermöglicht wird, dass Frau Gnädig zum Beispiel einen kleinen Hund in ihr Zimmer bekommt oder sich zur Gartenarbeit mit anderen älteren Frauen und Männern trifft. Ganz entscheidend und selbstverständlich muss jedoch dabei sein, dass die Entscheidung, ob Frau Gnädig einen Hund bekommt oder ob sie im Garten Salat anpflanzen möchte, ihr selbst vorbehalten bleiben sollte.

Es lässt sich auch im Sinne einer Selbstkritik anmerken, dass die Perspektive des Betroffenen im Zuge einer Bewohnerorientierung überwiegend aus dem Blickwinkel der Experten eingenommen wird. Was unter Patienten- bzw. Bewohnerorientierung zu verstehen ist, bzw. wie sie zum Ausdruck kommt, wird nicht von den Pflegebedürftigen selbst, sondern von Experten aus Pflegepraxis, Pflegewissenschaft und Gerontologie definiert.

Hier stellt sich die weitere Frage, wie man als Pflegende davon ausgehen kann, dass jeder Bewohner gewillt ist, sich bewusst mit seinen durch Alter und Pflegebedürftigkeit entstandenen Einschränkungen in der Alltagsgestaltung auseinander zu setzen, indem er seine Situation versucht zu deuten, um zu einer für ihn vertretbaren Entscheidung zu gelangen. Die Betonung der psychosozialen Belange wird zwar als notwendige Pendelbewegung in Richtung Patientenorientierung bezeichnet (vgl. *Stemmer* 2000:153). Wichtig ist jedoch, in der konkreten Situation den Betroffenen selbst entscheiden zu lassen, ob er im Sinne einer **aktivierenden Pflege** ermuntert werden möchte, sich selbst zu pflegen, Unterstützung und Begleitung wünscht, um mit einem Leben im Heim besser zurecht zu kommen oder ob er ganz einfach in Ruhe gelassen werden möchte.

Gerade darin liegt eine Chance, auch eine professionelle Distanz zu Bewohnern aufzubauen, um »*ihre emotionale Betroffenheit zu verstehen*« (*Stemmer* 2000:171). Daraus kann sich eine Entscheidungs- und Handlungsautonomie für die älteren Menschen ableiten lassen, in deren Verlauf in einer professionell gestalteten Beziehung zugelassen werden kann, dass Pflegende Entscheidungen des Pflegebedürftigen akzeptieren, aber nicht immer verstehen müssen.

Die Suche nach konkreten Lösungsstrategien

All diese vorangestellten Überlegungen haben ein Ziel vor Augen: Den pflegebedürftigen Menschen die Unterstützung und Begleitung zukommen zu lassen, die sie benötigen und die sie sich wünschen, damit sie zu einer Lösung ihrer Probleme gelangen. Aber kann es für jedes Problem eine passende Lösung geben? Verbirgt sich hinter dieser verzweifelten Suche nicht selten ein wenig Erfolg versprechendes Unterfangen, um der Ungewissheit des Verlaufs der Krankheiten und der zunehmenden Pflegebedürftigkeit und Abhängigkeit im Alter zu entgehen? Vielleicht liegt für die Zukunft einer autonomiefördernden Pflege gerade darin eine Chance, pflegebedürftige Menschen zu begleiten und zu unterstützen, damit sie die Erkenntnis gewinnen können, die eigentliche Problemlösung liege darin, dass für ihre Problemstellung keine Lösungen existieren. Die verzweifelte Suche nach einer Lösung hätte ein Ende und ältere Menschen hätten die Chance, sich ihrer Situation zu stellen und damit leben zu lernen.

Um einem vorherrschenden und immer problematischer werdenden Eindeutigkeitszwang in der realen Welt zu entfliehen, schlägt *Keupp* deshalb eine dem Möglichkeitssinn entspringende ***positive Unsicherheit*** vor. Darunter versteht er eine neue Entscheidungsstrategie, die es Menschen ermöglicht, mit einer immer komplexer werdenden Welt umzugehen und die sie Unsicherheit und Inkonsistenz akzeptieren lässt (vgl. *Keupp* in: *Nestmann, Engel* 2000:71).

Ziel der Bestrebungen darf auch nicht die Suche nach einer universellen Pflege- und Betreuungskonzeption für pflegebedürftige Menschen sein. Vielmehr ist ein multimethodisches Vorgehen angebracht, um den vielfältigen Aufgabenbereichen in der Pflege gerecht werden zu können. Dieser Methodenmix, angewendet auf der Grundlage eines Ansatzes, der die Begegnung mit akut kranken, chronisch kranken oder behinderten Menschen zum Ausgangspunkt hat, ermöglicht, dass Pflegende auf die sehr individuellen Problemlagen der Patienten flexibel reagieren können. Aber diese Konzepte und Methoden sind nur in dem Maße erfolgreich, wie auch die Pflegenden, die diese Methoden anwenden, ihr eigenes berufliches Selbstverständnis entwickeln, dass sie kompetent und bereit sind, eine tragfähige Beziehung zu kranken und pflegebedürftigen Menschen aufzubauen.

Spezielle Literatur

Bergmann-Evans, B.: Beyound the Basics – Effects of the Eden Alternative Modell on Quality of Life Issues. In: Journal of gerontological nursing 30 (2004) 6, S. 27–34.

Bisaz, J.; Lebensqualität im Pflegeheim – Die Eden Alternative®: Bekämpfung von Langeweile, Nutzlosigkeit und Einsamkeit im Pflegeheim aktiv gestalten In: Die Schwester/Der Pfleger 43 (2004) 7, S. 516–518.

Frei, R.: Keine Utopie! Selbstbestimmtes Leben im Heim. In Nova (2004) 3: S. 25–27.

Monkhouse, C.: Es ist besser, in einem Garten zu leben. In: Nova (2001) 7/8, S. 27–31.

Monkhouse, C.; Wapplinger, R.: Übermorgen – wenn wir alt sind. Rüfer & Rub, Zürich 2003.

Ransom, S.: Eden Alternative: The Texas Project. Texas: Long Term Care Institute, College, 2000.

Schulte-Kuhnt, E.: Vom Erstgespräch bis zur Therapie: Coaching – das bessere Pflegemodell. In: Forum Sozialstation (2003) 10, S. 38–40.

Thomas, W. H.: The Eden Alternative Handbook. Summer Hill Company, Sherburne New York 1999.

Domino-Coaching

Berlin/Brandenburg
Tel. (03303) 29 37 60
E-Mail: Zentrale@domino-world.de
Internet: www.domino-world.de

Ansprechpartner für Domino-Coaching
Lutz Karnauchow
Vorstand domino-world™

Eden-Alternative

E-Mail: eden_europe@hotmail.com
Internet: www.eden-europe.net; http://www.edenalt.com

Ansprechpartnerin für Eden-Alternative Europa
Christa Monkhouse
Pflegeexpertin/Koordinatorin

8 Kann die Umsetzung in die Praxis gelingen?

In der Diskussion um eine Stärkung der Autonomie von älteren pflegebedürftigen Menschen in Institutionen der Alten- und Krankenpflege taucht bei den Interessensvertretungen der Pflegebedürftigen, den Verbraucherzentralen, unter Pflegewissenschaftlern, Gerontologen und bei engagierten Pflegenden immer wieder die Frage auf, warum so wenig in der Praxis umgesetzt wird, obwohl viele Konzepte direkt für die Altenpflege entwickelt wurden.

In zahlreichen Studien wurde schließlich unentwegt auf die Situation von alten und pflegebedürftigen Menschen, die von Pflegenden abhängig sind, hingewiesen (vgl. *Brandenburg* 1994; *Koch-Straube* 1997; *Zank, Baltes 1998; Gebert, Kneubühler* 2003). Auch die daraus leicht ableitbaren Konsequenzen, wie die Optimierung der Heimeintrittsplanung, die Entwicklung einer **Biografie-Sensibilität**, die Entwicklung von autonomiefördernder Pflege durch spezielle Trainings- und Schulungsprogramme für Pflegende (*Dornheim* et al. 2003; *Neumann et al.* 1997; *Taubert* 1992) oder die Entwicklung einer neuen Führungs- und Leitkultur in Pflegeeinrichtungen wurden in zahlreichen Projekten umgesetzt und im Rahmen von wissenschaftlichen Begleitungen und Evaluationsstudien auf ihre Wirksamkeit hin überprüft. Mittlerweile müssten diese Methoden und Konzepte auch in der Pflegepraxis hinlänglich bekannt sein, schließlich werden sie laufend auf Kongressen und in Fachpublikationen vorgestellt. *Koch-Straube* vermutet, dass dieses Versäumnis der bewussten Veränderung der pflegeberuflichen Praxis in der Altenpflege »*nicht nur den schmäler werdenden Sozialetas geschuldet ist, sondern in viel größerem Maße der gesellschaftlichen Verdrängung von Alter, von Abhängigkeit, Behinderung, von Pflegebedürftigkeit, von Sterben und Tod*«. Sie weist darauf hin, dass es von Seiten aller Beteiligten einer »*psychischen Anstrengung*« bedarf, sich diesen elementaren und existenziellen Konfrontationen, die unser menschliches Dasein mit sich bringen, zu stellen (1999).

8.1 Reaktionen von Pflegenden

Die bereits erwähnte problematische Situation in der Altenpflege führt zu unterschiedlichen Reaktionsmustern bei Pflegenden, da zu oft die Situation der pflegebedürftigen Menschen angeprangert wird und daraus Forderungen an die Pflegenden in der Altenpflege gestellt werden. Zu wenig wird auf die Perspektive der Pflegenden selbst eingegangen und ihnen Unterstützung angeboten, damit sie durch die aktive Mitarbeit an konstruktiven Verbesserungsvorschlägen aus diesem Teufelskreis entrinnen können. Wird in diesem Zusammenhang auf Missstände in der Pflege hingewiesen, kann es deshalb nicht überraschen, dass viele Pflegende eine abwehrende Haltung einnehmen, deswegen resignieren oder Widerstände gegenüber Veränderungen entwickeln.

Die angeprangerten Vorkommnisse in den Altenheimen werden daher von Pflegenden als in den Medien hochgespielte und zugespitzte Einzelfälle deklariert. Pflegende fühlen sich in die Opferrolle gedrängt und wehren alles ab, was als Kritik an der eigenen Arbeit empfunden wird. Zwar weisen zahlreiche Autoren darauf hin, dass für Pflegende gerade darin eine Chance liegen könnte. Sie dürften diese Kritik nicht als ein Aufzeigen von Fehlern oder Defiziten begreifen, sondern müssten sie endlich als Chance sehen, die ihnen hilft, Schwachstellen aufzudecken und so zum Wohle der ihnen anvertrauten kranken und pflegebedürftigen Menschen dienen kann.

Aber wie kann dieser Rat angenommen und umgesetzt werden, wenn sich viele Altenpflegekräfte fremdbestimmt und in ihrer Arbeit eingeschränkt fühlen? Dieses als sehr belastend empfundene Gefühl der Fremdbestimmung wird in der pflegerischen Praxis schon allein dadurch kontinuierlich genährt, dass es die Hausärzte sind, die anordnen, welche pflegerische Maßnahme der Behandlungspflege bei Bewohnern durchgeführt wird. Viele Pflegende sind der Ansicht, dass die Heimaufsicht und der medizinische Dienst der Krankenkassen die Ergebnisse der pflegerischen Arbeit kontrollieren und zunehmend mehr eine ausführliche Pflegeplanung mit entsprechendem Pflegebericht einfordern, damit der gesetzlich geforderten Dokumentationspflicht Rechnung getragen werden kann.[26] Pflegende erleben es so, dass Patienten und Heimbewohner immer fordernder werden und somit kaum die pflegerische Arbeit, die jeden Tag aufs Neue geleistet wird, schätzen. Da man diese institutionellen und gesetzlich geprägten Rahmenbedingungen als unabänderlich erlebt, kann diese Fremdbestimmung dazu führen, dass Pflegende eine resignierende und klagende Haltung einnehmen.

»Wo der Wind des Wandels weht,
bauen die einen Mauern
und die anderen
errichten Windmühlen«
Chinesisches Sprichwort

---

26 Selbstkritisch ist hier anzumerken, dass sich Pflegende über das beklagen, was manche Pflegende selbst mitverschuldet haben. Schließlich wurden Dokumentationspflicht und erhöhte Qualitätsanforderungen an die Alten- und Krankenpflege erst dadurch erforderlich, weil entsprechende Missstände ans Tageslicht kamen.

Dieser Satz bringt in tragischer Weise zum Ausdruck, dass Pflegende sich entscheiden müssen. Die Situation im Gesundheitswesen und speziell in der Altenpflege verändert sich rasant. Die Zahl der älteren Menschen, die sich nicht mehr als passive Empfänger von Pflegedienstleistungen sondern als aktiven Partner sehen, nimmt kontinuierlich zu. Schließlich wünscht sich jeder, mitentscheiden zu können, wie zum Beispiel die morgendliche Körperpflege abläuft.

8.2 Wege aus dem Dilemma

Von Pflegenden wird gefordert, dass sie sich damit auseinander setzen, aus welchem Motiv heraus sie sich für einen Pflegeberuf entschieden haben. Sie sollen ihr eigenes pflegeberufliches Selbstverständnis hinterfragen. Die daraus resultierenden Fragen können die eigene persönliche Integrität und das Selbstbewusstsein in Frage stellen:

- Ist es das, aus einer caritativ-helfenden Grundhaltung begründete, menschliche Bedürfnis, einem kranken bzw. alten Menschen zu helfen?
- Liegt der Schwerpunkt der Arbeit in der Assistenz des Haus- oder Stationsarztes, damit kranke und pflegebedürftige Menschen wieder gesund werden?
- Ist es das Bedürfnis, Menschen in ihrer Auseinandersetzung mit ihrer Krankheit und Pflegebedürftigkeit zu begleiten?
- Wird die berufliche Arbeit hauptsächlich als Sicherung des Lebensunterhaltes gesehen?
- Oder liegen ganz andere Gründe dahinter verborgen?

Unbestritten ist, dass die Klärung dieser Fragen entscheidenden Einfluss darauf hat, wie die alltäglichen beruflichen Belastungen wahrgenommen werden.

Pflegende werden dazu aufgefordert, sich zwei einfache Fragen zu stellen, die jedoch nicht ohne weiteres in der pflegerischen Praxis umzusetzen sein dürften. Diese Fragen resultieren aus der Betrachtung der individuellen Autonomie des Pflegebedürftigen und eines Perspektivenwechsels, den Pflegende vornehmen sollen:
1. Wie entscheidet sich der uns zur Pflege anvertraute alte Mensch?[27]

Falls die Entscheidung etwa durch eine demenzielle Erkrankung bzw. durch eine Sprachbehinderung in Folge eines apoplektischen Insults nur schwer verbalisiert werden kann, lässt sich folgende Frage ableiten:
2. Welche Entscheidung würden wir an Stelle des alten, kranken und pflegebedürftigen Menschen fällen?

---

[27] Wie lässt sich jedoch die Frage beantworten, wenn Pflegende in ein ethisches Dilemma kommen? Wie wird zum Beispiel die Antwort ausfallen, wenn ein Bewohner keine Lagerung akzeptiert, dies aber für eine Dekubitusprophylaxe notwendig wäre?

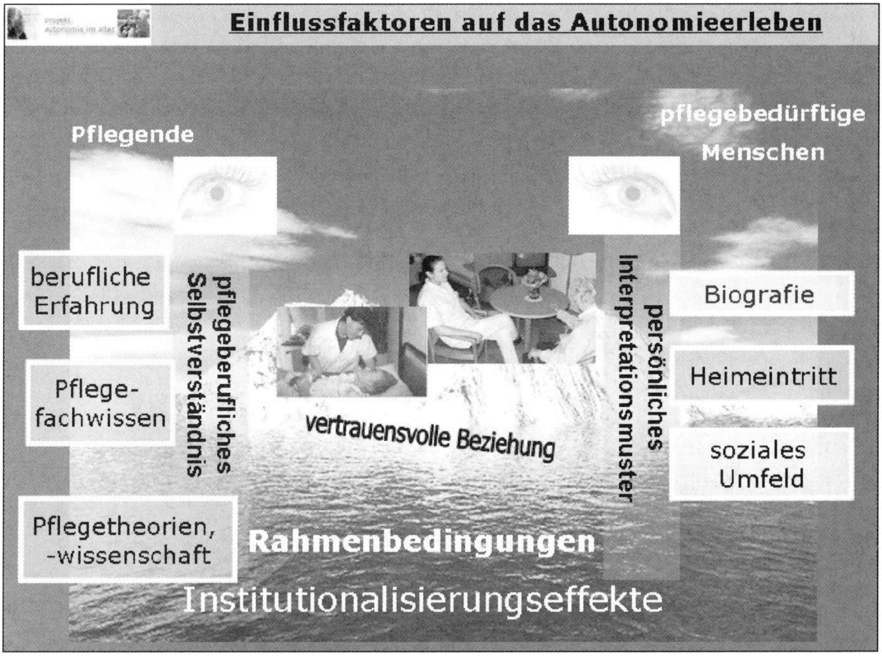

Abb. 13: Einflussfaktoren auf das Autonomieerleben.

Diese aus einer intentionalen Haltung heraus geäußerten Forderungen, wie die erwähnte Auseinandersetzung mit dem pflegeberuflichen Selbstverständnis, dem konstruktiven Umgang mit dem Gefühl der Fremdbestimmung und der Verdrängung der wirklichen Probleme unseres Daseins bieten jedoch nicht allein eine Hilfe für Pflegende, die sich zunehmenden inneren und äußeren Restriktionen ausgesetzt fühlen.

Es kann festgehalten werden, dass Pflegende zwar auf Grund ihres Wissens, ihrer Qualifikation und ihres Verhaltens, verbunden mit institutionellen Rahmenbedingungen, darauf Einfluss nehmen, wie pflegebedürftige alte Menschen ihren Heimaufenthalt erleben. Doch wurde im vorgestellten Forschungsprojekt zum Beispiel Autonomie bezogen auf die Dimension Körperpflege mehr eingeschränkt erlebt, als in der Dimension Freizeit, was über Folgendes Aufschluss gibt: Je mehr Pflegende Einfluss auf den jeweiligen Tagesabschnitt nehmen, desto eher wird eine Beschränkung in der Autonomie erlebt. Daher tragen vorgestellte Qualifizierungs- und Trainingsangebote zur Entwicklung eines autonomiefördernden Pflegehandelns und eine die Biografie des pflegebedürftigen Menschen berücksichtigende

Grundhaltung entscheidend mit dazu bei, dass das Selbstbestimmungsrecht der pflegebedürftigen Menschen Berücksichtigung findet.

Aber es sollte auch beachtet werden, dass Pflegende auf etliche Einflussfaktoren nur bedingt einwirken können. So nehmen:

- das persönliche Interpretationsmuster der Pflegebedürftigen,
- die Art und Weise des Umzugs in ein Pflegeheim und
- die Lebensbiografie

darauf Einfluss, wie ältere Menschen ihren Alltag im Heim tatsächlich erleben.

Wie Pflegende selbst sehr subjektiv eine Situation beurteilen, so beurteilen auch pflegebedürftige Menschen, auf Grund ihrer Biografie und der Art und Weise, wie der Eintritt ins Pflegeheim abgelaufen ist, ihr Leben im Pflegeheim sehr subjektiv. Dieses so genannte **persönliche Interpretationsmuster** der pflegebedürftigen Menschen kann dazu führen, dass die gleiche Lebensrealität von zwei Menschen unterschiedlich bewertet wird. Das wurde bei Frau Gnädig und Frau Eisele sehr deutlich zum Ausdruck gebracht.

Daraus lässt sich ableiten, dass nur eine differenzierte, die Gesamtproblematik und den jeweiligen Kontext berücksichtigende Sicht der Probleme in der Altenpflege zu einer Lösung führen kann. So ist zwar eine selbstkritische Aufarbeitung der Defizite in der Altenpflege zwingend notwendig, aber des Weiteren sollte auch dafür Sorge getragen werden, dass Mitarbeiter in Pflegeeinrichtungen das notwendige Wissen erwerben und entsprechende Kompetenzen entwickeln können, um autonomiefördernd pflegen zu können. Andererseits übernehmen die pflegebedürftigen Menschen selbst große Verantwortung für ein selbstbestimmtes Leben im Heim. Sie persönlich haben entscheidenden Einfluss darauf, wie ihr Alltag abläuft, sie tragen dafür die Verantwortung, diesen Einfluss auch geltend zu machen. Schließlich hängt der Erfolg der Dienstleistung Pflege nach dem uno-acto-Prinzip im hohen Maße von der willentlichen Kooperation des Betroffenen ab. Das bedeutet, dass der Pflegebedürftige selbst am Prozess der nicht speicherbaren Dienstleistung Pflege maßgeblich beteiligt ist. Pflegebedürftige Menschen tragen mit dazu bei, ob eine pflegerische Maßnahme Erfolge zeigt oder ohne Wirkung bleibt.
Würde Frau Gnädig zum Beispiel ein erhöhtes Dekubitusrisiko haben, wird sich das Pflegeteam für die Durchführung prophylaktischer Maßnahmen, wie regelmäßiges Umlagern etc., entscheiden. Vorausgesetzt, eine Pflegekraft weist Frau Gnädig darauf hin, dass sie einen Dekubitus eher nicht erleidet, wenn sie im Bett öfter ihr Gewicht verlagert. Dreht sich Frau Gnädig aber dennoch immer wieder auf ihre Lieblingsseite und führt sie auch keine Mikrobewegungen durch, wird

das Risiko höher sein, dass sie wund liegt. Unterbleibt diese aktive Beteiligung des Pflegebedürftigen, könnte man sogar so weit gehen zu sagen, dass die Gefährdung des konstitutiven Elements Selbstbestimmung zu einer Einschränkung der Handlungsautonomie führt. Das kommt dem Fehlen einer eigenständigen Entscheidungsfindung der pflegebedürftigen Menschen gleich und führt dazu, dass man nicht mehr von Pflege sprechen darf.

Es muss jedoch kritisch hinterfragt werden, ob der Anspruch einer autonomiefördernden Pflege von chronisch kranken und pflegebedürftigen Menschen ohne weiteres gestellt werden kann. Das Postulat »*Förderung der Autonomie von Heimbewohnern*« erweist sich bei genauerer Betrachtung fast schon als unerreichbar, geht man von der schon vorgestellten ursprünglichen Bedeutung des Wortes Autonomie aus (autos = selbst; nomos = das Gesetz; Autonomie verstanden als Selbstgesetzgebung). Denn dahinter kann sich zum Beispiel der Anspruch an die Pflegebedürftigen verbergen, dass sie als mündige Akteure im Gesundheits- und Sozialwesen auf Grund der von Pflegenden, Ärzten und Sozialarbeitern erhaltenen sachlichen Informationen rationale Entscheidungen zur Steigerung ihres Wohlbefindens treffen und verantworten können. Ältere und pflegebedürftige Menschen stoßen dabei an ihre Grenzen und es kommt oft einer Überforderung gleich. Denn Krankheit und zunehmende Pflegebedürftigkeit, verstanden als mögliche Konfrontation mit der existenziellen Erfahrung der eigenen Begrenztheit und Endlichkeit, kann irrationale Gefühle hervorrufen, die eine rationale Entscheidung und die Übernahme der Verantwortung für ein selbstbestimmtes Leben erschweren.
Ferner können Patienten ihre Autonomie auf verschiedenen Ebenen sehr unterschiedlich erleben. So kann eine Patientin durch eine Spätkomplikation ihrer Diabeteserkrankung zwar schwer pflegebedürftig und dadurch in ihrer Selbstständigkeit, bezogen auf die Bewältigung der Körperpflege und der Nahrungszubereitung, sehr eingeschränkt werden, jedoch wird sie durch ihre kognitive Vigilanz ihre Entscheidungen frei treffen können (vgl. *Brandenburg* 2002:376f.).

Am Ende kann zusammenfassend festgehalten werden, dass ein Schritt aus dem Dilemma der konfliktbehafteten Diskussion um Autonomie im Alter die Entwicklung eines Autonomieverständnisses wäre, das sich aus einer Subjektbezogenheit löst und in der Betrachtung des interaktionalen Geschehens zwischen den Beteiligten eine autonomiefördernde Beziehung ermöglicht. Als sinnvoll kann deshalb erachtet werden, den Allgemeingültigkeitsanspruch der Autonomie von Pflegeheimbewohnern, gebunden an ein Individuum fallen zu lassen und den Aushandlungsprozess zwischen den Beteiligten als zentrales Element zu bestimmen. Eine Annäherung an den Autonomiebegriff gelingt, indem Autonomie und Antonyme wie zum Beispiel Abhängigkeit, Unmündigkeit oder Fremdbestimmung als zwei Pole eines Kontinuums betrachtet werden, wobei versucht wird, allen Akteuren und deren Ansprüchen mehr oder weniger gerecht zu werden (vgl. *Brandenburg* 2002:381).

Schmerschneider bringt sehr klar zum Ausdruck, dass man sich von einem utopischen, philosophisch geprägten Konstrukt der Autonomie verabschieden sollte, indem man es auf das sehr praxisnahe Autonomieverständnis der Pflegenden und den zu Pflegenden herunter bricht: »*Autonomie an sich ist eine Utopie, vielmehr kommt es darauf an, das stimmige Verhältnis zwischen Autonomie und Abhängigkeit zu finden ...*« (1997).

Nicht die uneingeschränkte Autonomie für ältere Menschen kann das erklärte Ziel sein, sondern es müssen Aushandlungsprozesse zwischen Pflegenden und alten, pflegebedürftigen Menschen, die im Pflegeheim ihren wahrscheinlich letzten Lebensabschnitt verbringen, stattfinden, damit die Interessen aller Beteiligten zum Tragen kommen können.

Schlussgedanke

»*Autonomie an sich ist eine Utopie, vielmehr kommt es darauf an, das stimmige Verhältnis zwischen Autonomie und Abhängigkeit zu finden …*«
(*Schmerschneider* 1997).

Literatur

Agich, G. J.: Actual Autonomy and Long-Term Care Decision Making. In: McCollough, L. B. & Wilson, N. L. (Eds). Long-Term Care Decisions. Ethical and Conceptual Dimensions. Baltimore and London: The Johns Hopkins University Press, 1995, S. 113–136.

Agich, G. J.: Dependency and Autonomy in Old Age. An ethical framework for long-term care. Cambridge: Cambridge University Press, 2003.

Bartholomeyczik, S.; Schrems, B.: Qualitätsentwicklung und Leistungstransparenz in Frankfurter Altenpflegeheimen. Kuratorium Deutsche Altershilfe, Köln 2004.

Bienstein, C.; Fröhlich, A.: Basale Stimmulation in der Pflege – Die Grundlagen, Verlag Kallmeyer, 2004.

Bosch, C. F. M.: Vertrautheit. Studie zur Lebenswelt dementierender alter Menschen. Ullstein, Berlin 1998.

Brandenburg, H.: Autonomie im Alter: Eine ethische und praktische Herausforderung an die professionelle Pflege. In: Krankendienst 75 (2002) 12, S. 376–383.

Brandenburg, H.: Das Resident Assessment Instrument (RAI): Eine Chance für die Pflege in Deutschland. In: Bartholomeyczik, S.; Halek, M. (Hrsg.): Assessmentinstrumente in der Pflege. Schlütersche, Hannover 2004, S. 69–90.

Brandenburg, H.: Formen der Lebensführung im Alltag bei hilfe- und pflegebedürftigen älteren Menschen. Regensburg 1996.

Brandenburg, H.: Soziologie des Heims. In: Kruse, A.; Wahl H.-W. (Hrsg.): Altern und Wohnen im Heim: Endstation oder Lebensort? Huber, Bern 1994, S. 67–81.

Brandenburg, H.; Huneke, M. J.; Werner, B.: Grundzüge eines hochschuldidaktischen Konzepts fächerübergreifender Lehre in den Studiengängen Pflegepädagogik und Pflegemanagement. IN: PR-Internet, Pflegepädagogik 3 (2001) 6, S. 138–148.

Brandenburg, H.; Klie, T. (Hrsg.): Aufgaben und Kompetenzprofile in der professionellen Pflege. In: Gerontologie und Pflege. Vincentz, Hannover 2003.

Bühlmann, J.: Patienten akzeptieren und verstehen. Eine Studie über Erleben und Verhalten von Pflegenden in menschlich anspruchvollen Pflegesituationen. In: Pflege, Jg. 8 (1995) Nr. 2, S. 121–129.

Bundesministerium für Familie, Senioren, Frauen und Jugend (Hrsg.): Vierter Bericht zur Lage der älteren Generation. Berlin 2002.

Bundesministerium für Familie, Senioren, Frauen und Jugend (Hrsg.): Dritter Bericht zur Lage der älteren Generation in der Bundesrepublik Deutschland. Alter und Gesellschaft und Stellungnahme der Bundesregierung. Bundesanzeiger Verlagsgesellschaft mbH. Bonn 2001.

Bundesministerium für Gesundheit: Pflegeversicherung, Bonn 2000.

Burbaum, J.: Wohngemeinschaften im Alter: Leben wie in der Familie und pflegen mit der Familie. In: Pflegezeitschrift 54 (2001) 2, S. 114–119.

Claessens, D.: Rolle und Macht. In: Claessens, D. (Hrsg.). Grundfragen der Soziologie. Band 6. Juventa Verlag, München 1970.

Collopy, B. J. (1988). Autonomy in long term care: Some crucial distinctions. The Gerontologist, 28 (Suppl.), S. 10–17.

Collopy, B. J.: Autonomy in long term care: Some crucial distinctions. The Gerontologist, 28 (1988), S. 10–17.

Collopy, B. J.: Safety and Independence: Rethinking Some Basic Concepts in Long-Term Care. In: McCollough, L. B.; Wilson, N. L. (Eds): Long-Term Care Decisions. Ethical and Conceptual Dimensions. Baltimore and London: The Johns Hopkins University Press, 1995, S. 137–154.

Cook, A.; Klein, B.: Bewohner sehen vieles anders. In: Das Altenheim. 12 (1997), S. 16–25.

Corr, M.; Corr, A. (Hrsg.): Gerontologische Pflege (2. Aufl.). Huber, Bern 1995.

Davies, S.; Baker, S.; Ellis, L.: Promoting autonomy and independence for older people within nursing practice: a literature review. Journal of Advanced Nursing, 26 (1997), S. 408–417.

Dörner, K.: Müssen Heime sein? Grundsätzliches Nachdenken ist gefordert. In: Pflegefreund 6 (2003) 1, S. 27.

Dymarczyk, C.: Das Altenheim aus der Perspektive des Pflegepersonals – Lebensort für die eigene Zukunft? Dezember 2003. Im Internet: www.uni-bonn.de/Aktuelles/Presseinformationen/2003/432/bilder/Altenheim-Umfrage.pdf [Stand 19.12.2004].

Effinger, H.: Soziale Arbeit zwischen Einschränkung und Erweiterung der Autonomie von Lebenspraxis. In: Kleinert, U.; Schneider-Danwitz, K. (Hrsg.): Autonomie und Verantwortung. Ziele sozialer Arbeit. Evang. Verl.-Anstalt, Leipzig 1997.

Engelkamp, J.: Das menschliche Gedächtnis. 2. Auflage. Göttingen 1991.

Fenchel, V.; Brandenburg, H.: Hilfe- und Pflegebedarf älterer Menschen. In: Zimber, A.; Weyerer, S. (Hrsg.): Arbeitsbelastungen in der Altenpflege: Perspektiven für Forschung und Praxis. Göttingen, Toronto, Zürich 1999, S. 24–40.

Fischer, D.: … und trotzdem: Lernen. Eine heilpädagogische Aufgabe. Edition Bentheim, Würzburg 2000.

Garms-Homolová, V.: Pflege im Alter. In: Rennen-Allhoff, B.; Schaeffer, D. (Hrsg.). Handbuch Pflegewissenschaft. Juventa Verlag, Weinheim, München 2000.

Gebert, A. J.; Kneubühler, H.-U.: Qualitätsbeurteilung und Evaluation der Qualitätssicherung in Pflegeheimen – Plädoyer für ein gemeinsames Lernen, 2. überarbeitete und ergänzte Auflage, Huber, Bern 2003.

Goffman, E.: Asyle – über die soziale Situation psychiatrischer Patienten und anderer Insassen. Frankfurt am Main 1973.

Heinemann-Knoch et al.: Möglichkeiten und Grenzen selbständigen Lebens und Arbeitens in stationären Einrichtungen. Belastungskonfigurationen und Empfehlungen zur Weiterbildung der Hilfen. Bundesministerium für Familie, Senioren, Frauen und Jugend (Hrsg.). Bd. 147.3. Kohlhammer Verlag, Stuttgart, Berlin, Köln 1998.

Hommel, T.; Gericke, A.: Kontraste in der Pflege. In: Heilberufe 54 (2002) 10, S. 8–11.

Hulskers, H.: Die Qualität der pflegerischen Beziehung. In: Pflege 14 (2001) 1, S. 39–45.

Kane, R. A. et al.: Quality of Life Measures for Nursing Home Residents. In: Journal of Gerontology: Medical Sciences, Vol. 58A (2003) 3, S. 240–248.

Kane, R. A.: Decision Making, Care Plans, and Life Plans in Long-Term Care: Can Case Managers Take Account of Client's Values and Preferences. In: McCollough, L. B.; Wilson, N. L. (Eds.). Long-Term Care Decisions. Ethical and Conceptual Dimensions. Baltimore and London: The Johns Hopkins University Press (1995), S. 87–112.

Kane, R. A.: Personal autonomy for residents in long-term care: Concepts and issues of measurement. In: Birren, J. E.; Rowe, J. C.; Lubben, J. E.; Deutchman, D. E. (Eds.): The concept and measurement of quality of life in the frail elderly (pp. 315–334). Academic Press, San Diego 1991.

Kastenbaum, R.: Leben im Alter: Jahre der Erfüllung. Beltz Verlag, Weinheim, Basel 1980.

Kitwood, T.: Demenz – ein personenzentrierter Ansatz im Umgang mit verwirrten Menschen. Huber, Bern 2000.

Knopf, M.: Gedächtnis im Alter. Berlin, Heidelberg 1987.

Koch-Straube, U.: »Fremde Welt« Pflegeheim – Eine ethnologische Studie. in: ROBERT BOSCH STIFTUNG (Hrsg.): Reihe Pflegewissenschaft. Bern 1997.

Koch-Straube, U.: Beratung in der Pflege. Huber, Bern 2001.

Koch-Straube, U.: Fremde Welt Pflegeheim. In: Schmidt, R. et al. (Hrsg.): Die Versorgung pflegebedürftiger alter Menschen in der Kommune. Frankfurt a. M. 1999.

Koch-Straube, U.: Fremde Welt Pflegeheim: Eine ethnologische Studie. 2. Auflage, Bern, Göttingen, Toronto, Seattle 2003.

Kruse, A. et al.: Konfliktsituationen im Altenheim und Möglichkeiten ihrer Bewältigung. BMFuS Schriftenreihe, Bd. 2. Kohlhammer, Stuttgart 1992.

Langer, E.; Rodin, J.: The effects of choice and enhanced personal responsibility for the aged: A field experiment in an institutional setting. Journal of Personality and Social Psychology, 34 (1976), S. 191–198.

Lehmacher, C.; Trabitzsch, A.: Patienten mit Demenz – eine Herausforderung für die Pflege. In: Heilberufe 51 (1999)10, S. 10–15.

Lehr, U.: Psychologie des Alterns. 10. Auflage. Quelle & Meyer, Wiebelsheim 2003.

Lehr, U.: Psychologie des Alterns. 9. Auflage. Wiebelsheim 2000.

Lehr, U.: Subjektiver und objektiver Gesundheitszustand im Lichte von Längsschnittstudien. In: Lehr, U.; Thomae, H. (Hrsg.): Formen seelischen Alterns. Enke, Stuttgart 1987, S. 153–160.

Lensing, Th.: Vorschau oder Rückblick? Lebensziele von Menschen im Altenheim. In: Moers, M.; Schiemann, D.; Schepp, W. (Hrsg.): Pflegeforschung zum Erleben chronisch kranker und alter Menschen. Bern 1999.

Lind, S.: Das Altenpflegeheim – Entwicklungsgeschichte, Problemfelder und Lösungsansätze in der stationären Langzeitpflege. In: Löeschke, G. (Hrsg.): Sozialer Wandel – Wohnen im Alter. Verlag das Beispiel, Darmstadt 1995, S. 121–128.

Lind, S.: Neue Strategien zur Verbesserung des Altenpflegeheimes. In. Kommunalpraxis BW, 2 (1994) 10, S. 209–211.

Maas, M. et al. (Eds.): Nursing Care of Older Adults. Diagnoses, Outcomes, & Interventions. Mosby, St. Louis 2001.

Mattiasson, A. C.; Andersson, L.; Mullins, L. C.; Moody, L.: A comparitive empirical study of autonomy in nursing homes in Sweden and Florida, USA. Journal of Cross-Cultural Gerontology, (1997) 12, S. 299–316.

Mayring, Ph.: Qualitative Inhaltsanalyse, Grundlagen und Techniken (8. Auflage, erste Auflage 1983), Deutscher Studienverlag, Weinheim 2003.

Meißner, A.: Der Weg zur Autonomie führt über den Dialog. In: Pflegezeitschrift 56 (2003), S. 888–891.

Mingers, S.: Systemische Organisationsberatung: eine Konfrontation von Theorie und Praxis. Frankfurt/Main; New York 1996.

Minnemann, E.: Die Bedeutung sozialer Beziehungen für Lebenszufriedenheit im Alter. Roderer, Regensburg 1994.

Müller, W.: Skeptische Sexualpädagogik. Möglichkeiten und Grenzen schulischer Sexualerziehung. Deutscher Studien Verlag, Weinheim 1992.

Mullins, L.; Hartley, T.: Residents' autonomy: Nursing home personnel's perceptions. In: Journal of Gerontological Nursing 28 (2002), S. 35–44.

Perring-Chiello, P.; Stähelin, H. B.; Perring, W. J. (Hrsg.): Wohlbefinden, Gesundheit und kognitive Kompetenz im Alter. Haupt-Verlag, Bern, Stuttgart, Wien 1999.

Pieper, M.: Der Weg zu einer bundeseinheitlichen Qualifikation. In: Pflegezeitschrift 2001, Jg. 54, Nr. 5, S. 353–357.

Raffelhüschen, B.: Die Krise in den Alterssicherungssystemen – Perspektiven und Lösungen. Vortrag gehalten am 12.03.2004 auf dem BCA Messekongress in Wiesbaden. DVD zu bestellen bei Verbund unabhängiger Finanzdienstleister, Oberursel 2004. Im Internet: www.BCA.de

Re, S.: Emotionen demenzkranker Menschen erkennen: Die Sprache der Mimik. In: Pflegezeitschrift 57 (2004) 3, S. 185–189.

Reinhold et al.: Soziologielexikon. 4. Auflage. München 2000.

Rogers, C.: Entwicklung der Persönlichkeit. Klett-Cotta, Stuttgart 1985.

Sachweh, S.: Falsches Verständnis. In: Altenpflege 6 (2003), S. 37–39.

Saup, W.; Schröppel, H.: Wenn Altenheimbewohner selbst bestimmen können. Möglichkeiten und Grenzen der Interventionsgerontologie. Verlag für Gerontologie, Augsburg 1993.

Schmerschneider, S.: »... den eigenen Weg finden«. Soziale Arbeit mit Familien und Frauen in ihrer veränderten Lebenssituation mit einem schwerbehinderten Kind. In: Kleinert, U.; Schneider-Dauwitz, K. (Hrsg.): Autonomie und Verantwortung: Ziele sozialer Arbeit, Leipzig 1997.

Schmidbauer, W.: Lexikon Psychologie. Rowohlt Verlag, Reinbek bei Hamburg 2001.

Schneekloth, U.; Müller, U.: Hilfe- und Pflegebedürftige in Heimen. Endbericht zur Repräsentativerhebung im Forschungsprojekt »Möglichkeiten und Grenzen der selbständigen Lebensführung in Einrichtungen«. Bundesministerium für Familien, Senioren, Frauen und Jugend, Stuttgart, 2. Auflage 1998.

Schneekloth, U.: Hilfe- und Pflegebedürftige in Heimen: Vertiefende Ergebnisse der Infratest-Heimerhebung von 1994. BMFSFJ, 1996.

Schopp, A. et al.: Autonomie, Privatheit und die Umsetzung des Prinzips der informierten Zustimmung im Zusammenhang mit pflegerischen Interventionen aus der Perspektive der älteren Menschen. In: Pflege 14 (2001) 1, S. 29–37.

Schulz, R.: The effects of control and predictability on the psychological and physical well-being of the institutionalized aged. Journal of Personality and Social Psychology, 36 (1976), S. 1194–1201.

Seidl, E. et al. (Hrsg.): Autonomie im Alter. Studien zur Verbesserung der Lebensqualität durch professionelle Pflege. Wien 2000.

Siegrist, J.: Lehrbuch der Medizinischen Soziologie. Urban & Schwarzenberg Verlag, München, Berlin, Wien 1974.

Statistisches Bundesamt Deutschland: Pflegestatistik 2001 – Pflege im Rahmen der Pflegeversicherung. Deutschlandergebnisse, Juni 2003.
Im Internet: www.destatis.de/allg/d/veroe/d_pflege99.htm; [Stand 19-11-2004].

Statistisches Bundesamt Deutschland: Sterbetafel 2001/2003. Im Internet: www.destatis.de/download/d/bevoe/sterbetafel03.xls [Stand 19-11-2004].

Stemmer, R.: Grenzkonflikte in der Pflege. Patientenorientierung zwischen Umsetzungs- und Legitimationsschwierigkeiten. Mabuse-Verlag, Frankfurt 2001.

Thomae, H.: Alternsstile und Altersschicksale. Huber, Bern 1983.

Treibel, A.: Einführung in soziologische Theorien der Gegenwart. München 1993.

Wade, B.: Different models of care for the elderly. Nursing Times Occasional Paper, 79 (1983) 12, 33–36.

Weidner, F.: Professionelle Pflegepraxis und Gesundheitsförderung – Eine empirische Untersuchung über Voraussetzungen und Perspektiven des beruflichen Handelns in der Krankenpflege. Mabuse Verlag, Frankfurt 1995.

Werner, B.: Institutionalisierung und De-Institutionalisierung im Gesundheits- und Sozialwesen der Bundesrepublik Deutschland – Prozesse der Infrastrukturentwicklung, Finanzierung und der politischen Steuerung In: Archiv für Wissenschaft und Praxis der sozialen Arbeit, Nr. (2002) 3, S. 3–27.

Werner, B.: Trend zur De-Institutionalisierung? In: Krankendienst, 73 (2000) 11, S. 327–334.

Zank, S.; Baltes, M.M.: Förderung von Selbstständigkeit und Lebenszufriedenheit in stationären Einrichtungen. In: Kruse, A. (Hrsg.): Psychosoziale Gerontologie, Band 2: Intervention. Jahrbuch der Medizinischen Psychologie, Göttingen, 1998, S. 60–72.

Zipter, U.: Autonomie und Privatsphäre von institutionalisierten Patienten im Zusammenhang mit Pflegeinterventionen (BIOMED 2). Vortrag auf der 3. International Conference Nursing and Nursing Science, 2001.

Autorenverzeichnis

Martin Huber

(Die Situation in der Altenpflege, Präsentation der Ergebnisse des Forschungsprojektes, Heimeintrittsplanung, »moderne« Konzepte in der Altenpflege, Kann die Umsetzung in die Praxis gelingen?)[28]

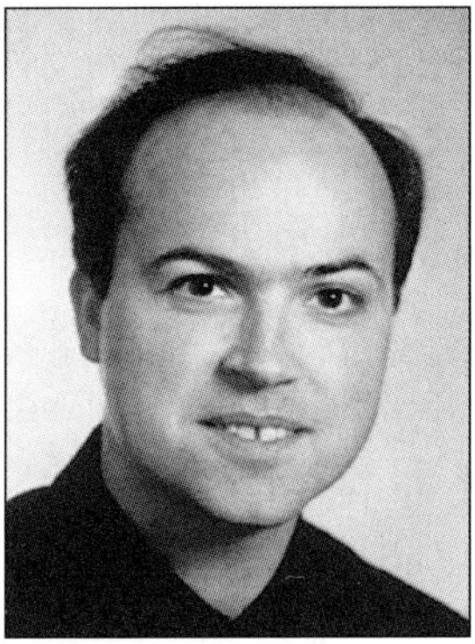

E-Mail:
Huber.Martin@pflegepaedagoge.de
www.pflegepaedagoge.de

Als Diplom Pflegepädagoge arbeitet er derzeit an einer Gesundheits- und Krankenpflegeschule, die im Rahmen eines Modellprojektes durch das Sozialministerium Baden-Württemberg gefördert wird. Er unterrichtet dort unter anderem das Themengebiet Gerontologie mit dem Fokus auf »Alte Menschen und ihre Pflege«. Als Trainer für Schlüsselqualifikationen in der Altenpflege (bgw) ist er für den Diözesan Caritasverband in Freiburg tätig.

Erste Berührungen mit der Pflege hatte er in der Zeit des Zivildienstes 1991–1992 durch den Einsatz in verschiedenen Einrichtungen der Arbeiterwohlfahrt. Tätigkeitsbereiche waren schwerpunktmäßig die individuelle Schwerstbehindertenbetreuung, das Martha-Schanzenbach-Altenpflegeheim in Offenburg und der Mobile Soziale Hilfsdienst. Daran schloss sich die Ausbildung zum Krankenpfleger an.

Im Studium der Pflegepädagogik an der Katholischen Fachhochschule Freiburg belegte er den Schwerpunkt Gerontologie, der von Herrn Prof. Dr. Hermann Brandenburg und Herrn Prof. Dr. Thomas Klie seit 1999 betreut wird.

28 In Klammern sind die jeweiligen Beiträge der Autoren angegeben.

Andrea Brandenburg

(Forschungsdesign Projekt Autonomie im Alter)

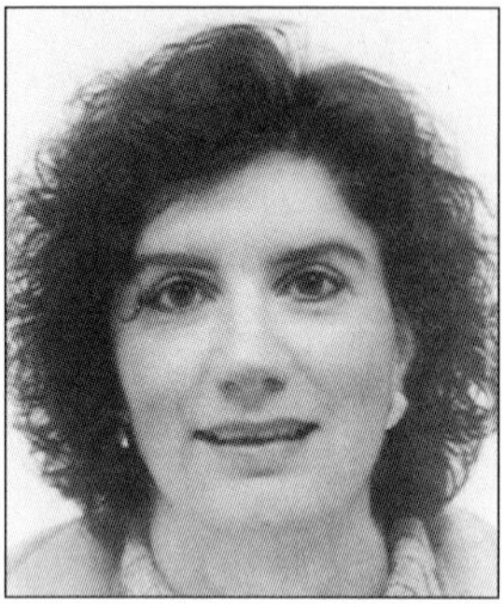

E-Mail:
A.Brandenburg@zfp-emmendingen.de

Sie studierte bis 2003 Pflegemanagement an der Kath. Fachhochschule in Freiburg. Seit 10 Jahren arbeitet sie im Qualitätsmanagement im Zentrum für Psychiatrie in Emmendingne.

Siglinde Anne Siegel

(Was ist unter Autonomie zu verstehen?, Autonomie im Kontext von Alten- und Pflegeheimen, die Forschungsfrage/Autonomieverständnis der Forschungsgruppe, Biografie – heimlicher Schlüssel für die Autonomieförderung?)

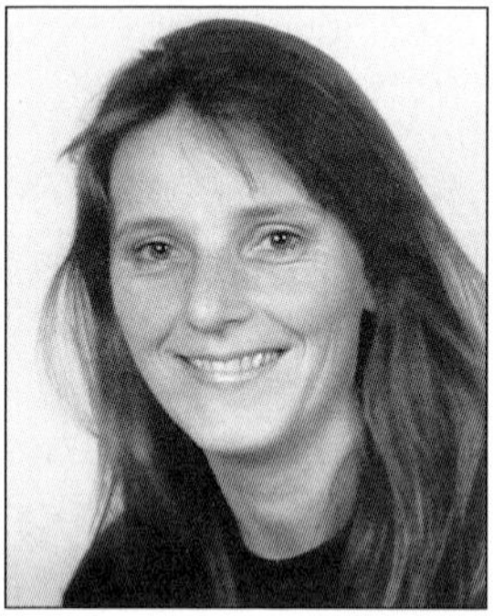

E-Mail:
SigiundGunterSiegel@t-online.de

Sie ist derzeit als Pflegesachverständige für die Heimaufsichtsbehörde der Stadt Freiburg tätig.

Nach ihrer Krankenpflegeausbildung (1992–1995) arbeitete sie einige Jahre in der Onkologie und von 1997 bis 1998 in einem Säuglingsheim in Südindien. Von 1999 bis 2004 Studium der Pflegepädagogik an der Katholischen Fachhochschule Freiburg mit dem Schwerpunkt Gesundheitswesen. Ihre Diplomarbeit über Humor im Pflege- und Gesundheitswesen erschien bei der Schlüterschen Verlagsgesellschaft unter dem Titel »Darf Pflege(n) Spaß machen?«.

Claudia Wächter

(Entwicklung von autonomiefördernder Pflege in der Aus-, Fort- und Weiterbildung)

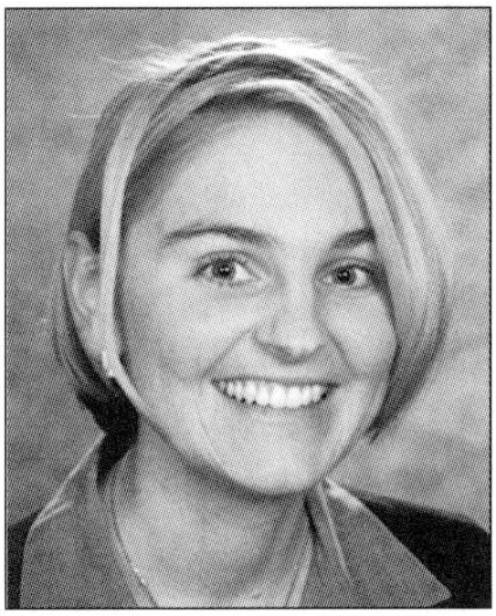

E-Mail:
claudia.waechter@gmx.de

Nach ihrer Ausbildung zur Kinderkrankenschwester (1992–1995) mehrjährige Tätigkeit als Kinderkrankenschwester auf einer pädiatrischen Schulkinderstation sowie als Schulassistentin an einer Berufsfachschule für Kinderkrankenpflege.

Berufsbegleitendes Studium der Pflegepädagogik an der Katholischen Fachhochschule Freiburg (Schwerpunkt Gesundheitswesen); im Anschluss arbeitete sie als Dipl. Pflegepädagogin mit Klein- und Vorschulkindern in der SOS-Entwicklungsdiagnostischen Beratungsstelle Landsberg/Lech.

Derzeit ist sie als Projektleitung des Schulversuchs »Integrierte und konsekutive Ausbildung zur Gesundheits- und Krankenpflege/Kinderkrankenpflege« am Schulzentrum des Klinikums Augsburg tätig. Außerdem arbeitet sie als freiberufliche Dozentin in der Alten- und Krankenpflege/-hilfe sowie auf Honorarbasis in der Frühförderung.

Prof. Dr. Hermann Brandenburg

(Autonomieförderung durch Pflegende in der Langzeitpflege, Neue Strategien des Managements in Altenpflegeeinrichtungen)

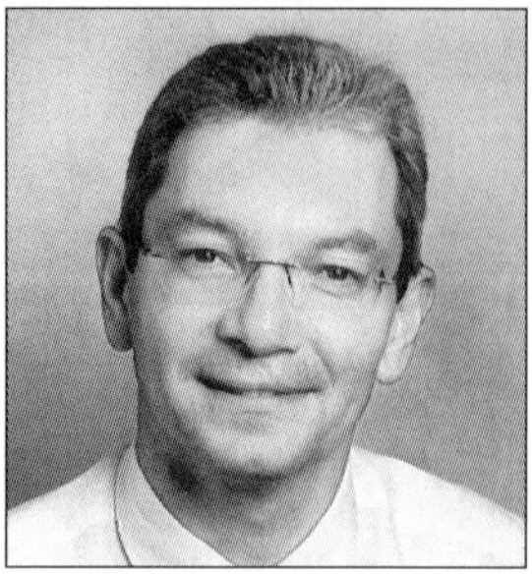

E-Mail:
Hbboxter@aol.com
www.kfh-freiburg.de

Akademischer und beruflicher Werdegang

Studium der Sozialwissenschaften in Bochum, Abschluss: Diplom-Sozialwissenschaftler (Schwerpunkt Soziologie, Sozialpolitik);
Ausbildung zum Altenpfleger und mehrjährige Tätigkeit in verschiedenen Pflegeheimen (Schwerpunkt Gerontopsychiatrie);
Studium der Gerontologie am Institut für Gerontologie (Universität Heidelberg), Abschluss: Diplom-Gerontologe, danach Tätigkeit als wissenschaftlicher Mitarbeiter am Institut für Gerontologie; Promotion mit dem Thema: »Formen der Lebensführung im Alltag bei hilfe- und pflegebedürftigen älteren Menschen – Zusammenhänge zur Gesundheit und zum sozial-räumlichen Kontext«;

Seit Juli 1996 Professor für Grundlagen der Pflege/Pflegewissenschaft an der Katholischen Fachhochschule Freiburg; ab 1999 Professor für Gerontologie und Pflegewissenschaft an der Katholischen Fachhochschule Freiburg;
Mitglied der Deutschen Gesellschaft für Gerontologie und Geriatrie, des Deutschen Vereins für Pflegewissenschaft e.V. und der Gerontological Society of America;

- Mitglied des wissenschaftlichen Beirats des Deutschen Berufsverbands für Krankenpflegeberufe (DBfK), Berlin;
- Vorstandsmitglied des Deutschen Instituts für Angewandte Pflegeforschung (dip) (Köln) und Vorsitzender des wiss. Beirats des dip;
- Gutachter der wissenschaftlichen Zeitschrift »Pflege« (Hans Huber Verlag, Bern),
- Mitglied des wiss. Beirats der Zeitschrift »Nightingale« (Vincentz Verlag, Hannover) sowie der Zeitschrift »PR-Internet« (Hps Media Verlag, Davos).

Arbeitsschwerpunkte:

Altenpflegeforschung, Gerontologische Pflege, Qualität der Pflege (vor allem im Altenpflegesektor), wissenschaftstheoretische Fragen der Pflegewissenschaft

Daniel Bremer M.A.

(Autonomie – Überlegungen aus ethischer Sicht)

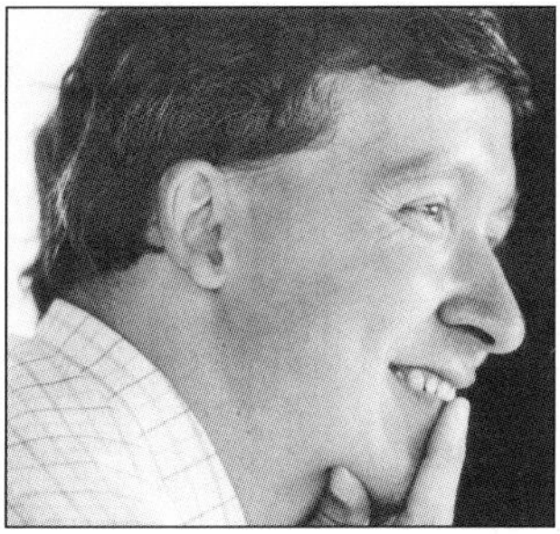

E-Mail:
d.bremer@active.ch

Mentor für Philosophie, Literatur- und Kulturwissenschaften Fernuniversität Hagen
Lehrbeauftragter für Ethik, KFH Freiburg i.Br.
Philosophische Praxis

Margret Oelhoff

(Eine Konzeption für den Einzug ins Heim)

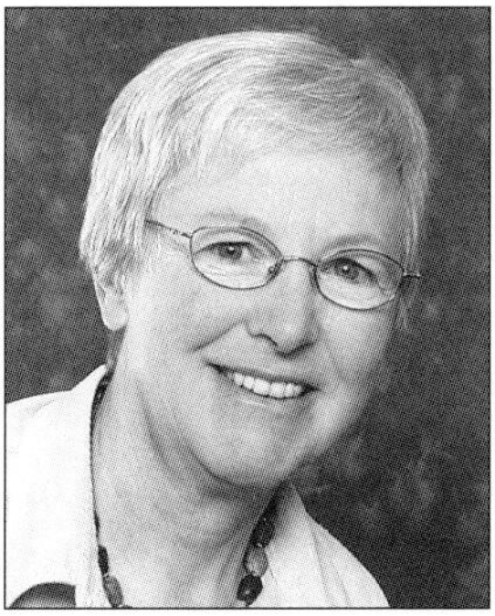

E-Mail:
Margret-Oelhoff@t-online.de

geb. 1946, Lehrerin, Vorsitzende des St. Josefshaus-Fördervereins e.V.
Mitinitiatorin und langjährige Vorsitzende des 1984 gegründeten Vereins, der zum Ziel hat, älteren und behinderten Menschen behindertengerechten Wohnraum in der Gemeinde anzubieten und dafür zu sorgen, dass sie von völliger Selbständigkeit bis hin zu Pflegebedürftigkeit in ihrem gewohnten Umfeld bleiben können.

Dr. Andreas Zimber

(Was Pflegende zur Förderung der eigenen Autonomie tun können)

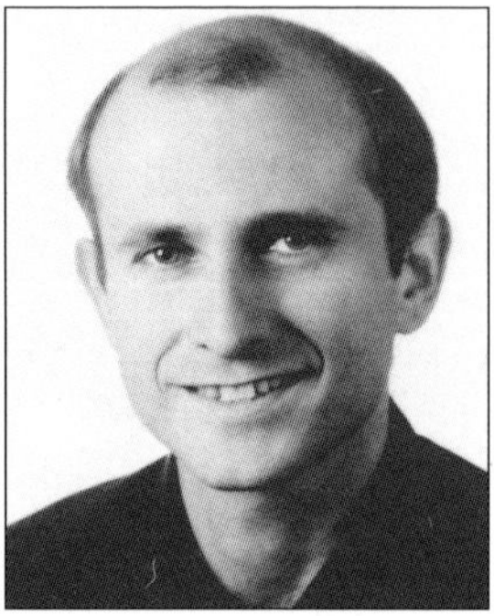

E-Mail:
andrzimber@aol.com
www.drzimber.de

geb. 1967, Diplom-Psychologe und Personalentwickler M.A. in Heidelberg, seit 2000 als Organisationsberater und Trainer tätig. Er führt Forschungen zur Arbeits- und Gesundheitssituation in den Pflegeberufen sowie Maßnahmen des Personal- und Gesundheitsmanagements in sozialen Einrichtungen durch.

Anhang: Weitere Infos zum Forschungsprojekt »Autonomie im Alter«

1. Interviewleitfaden

Die Formulierungen der Fragen in den gewählten Dimensionen Körperpflege, Ernährung, Freizeit und Wohnen wiederholen sich und auch die drei Kategorien von Autonomie (Informationsgrad, Entscheidungsspielraum und emotionale Tönung) sind in allen Dimensionen zu finden. Die Fragen sind zudem auch sehr allgemein gehalten und in Alltagssprache verfasst. Dahinter verbarg sich die Intention, die Fragen möglichst so zu stellen, dass bei der Auswertung nach Paraphrasierung und Kategorienbildung vergleichbare und dadurch aussagekräftige Ergebnisse erzielt werden. Des Weiteren wurde diese Form der Fragestellung gewählt, damit die Interviewpartnerinnen keine Verständnisprobleme hatten. Da der Interviewleitfaden lediglich ein Gerüst für das Gespräch darstellte, ergab sich durch entsprechende ergänzende Fragen ein interessanter Gedankenaustausch zwischen den älteren Menschen im Pflegeheim und den Interviewern.

Dimension Körperpflege

Informationsgrad

- Wird Ihnen gesagt, wann jemand morgens zum Waschen kommt?
- Was wird Ihnen vor dem Waschen gesagt?

Entscheidungsspielraum

- Können Sie selbst entscheiden, wann Sie gewaschen werden?
- Können Sie entscheiden, wer Ihnen dabei behilflich ist?
- Werden bei der Körperpflege Ihre eigenen Wünsche mitberücksichtigt?

Emotionale Tönung

- Was fühlen Sie dabei?
- Wie wichtig ist es Ihnen, selbst entscheiden zu können, wie die Körperpflege abläuft?

Dimension Ernährung

Informationsgrad

- Wissen Sie, was es morgen zum Mittagessen gibt?
- Haben Sie einen Speiseplan für diese Woche bekommen?

Entscheidungsspielraum

- Können Sie selbst entscheiden, wann Sie essen wollen?
- Haben Sie die Möglichkeit, zwischen verschiedenen Menüs zu wählen?
- Können Sie sich aussuchen, bei wem Sie am Tisch sitzen?

Emotionale Tönung

- Was empfinden Sie dabei?
- Wie wichtig ist es Ihnen, über das Essen selbst zu bestimmen?

Dimension Freizeit

Informationsgrad

- Welche Möglichkeiten bietet Ihnen das Pflegeheim in der Gestaltung Ihrer Freizeit?

Entscheidungsspielraum

Sie erzählten am Anfang des Gespräches, dass Sie morgens/nachmittags (Fernsehen, Zeitung lesen, Spazieren gehen, Radio hören, Basteln).

- Werden Sie gefragt, wann Sie etwas tun wollen?
- Können Sie selbst entscheiden, welche Angebote Sie wahrnehmen wollen?
- Können Sie entscheiden, mit wem Sie etwas unternehmen wollen?

Emotionale Tönung

- Was empfinden Sie dabei?
- Wie wichtig ist es Ihnen selbst entscheiden zu können, wie Sie Ihre Freizeit verbringen?

Dimension Wohnen

Informationsgrad

- Was kann man hier an eigenen Möbeln mitbringen?
- Wissen Sie, ob die Möglichkeit besteht, einen Zimmerschlüssel zu erhalten?
- Haben Sie die Möglichkeit ein Haustier zu halten?

Entscheidungsspielraum

- Konnten Sie bei der Zimmerbelegung mitbestimmen?
- Können Sie Ihr Zimmer selbst einrichten?

Emotionale Tönung

- Was fühlen Sie dabei?
- Wie wichtig ist es Ihnen, selbst entscheiden zu können, wie Sie Ihr Zimmer gestalten?

Nachfrageformulierungen

Im Rahmen der Interviews werden ältere Menschen gefragt. Die Möglichkeit besteht, dass die Befragten aus ihrem Leben erzählen. Der Fokus des Interviews liegt jedoch in der momentanen Situation. Deshalb ist es angebracht, wieder zum Thema zurück zu führen.

Folgende Fragen können dabei hilfreich sein:

- Sie haben vorher von (z. B. Ihrer morgendlichen Körperpflege, Ihren Sonntagsausflügen, ...) gesprochen. Das würde mich sehr interessieren. Können Sie dazu noch etwas erzählen?
- Wenn nur ein »Ja« oder »Nein« als Antwort gegeben wird:
  Nicht so stehen lassen, sondern nachfragen: Was genau? Wie haben Sie sich dabei gefühlt?

Beenden des Interviews

Adresse und Telefonnummer der Interviewer werden angeboten, um bei Rückfragen oder auftretenden Problemen telefonisch erreichbar zu sein.

Das Interview sollte vorzeitig beendet werden, wenn:

- der Interviewer den Eindruck hat, dass der Bewohner müde ist oder es scheint, dass er überfordert ist
- vom Bewohner der Wunsch nach Beendigung geäußert wird
- der Interviewer der Meinung ist, genügend Informationen erhalten zu haben
- der Bewohner emotional ergriffen ist, da er sich an seine Vergangenheit erinnert. Befragte gehören der Generation an, die den Krieg und die Nachkriegszeit mit Hungersnot miterlebt haben.

2. Ankerbeispiele

Anhand einzelner Ankerbeispiele aus den Dimensionen möchten wir Ihnen verdeutlichen, welche Aussagen sich hinter den Gefühlen und Empfindungen verbergen.

1. Körperpflege

In der Dimension Körperpflege zeichnete sich ein Spektrum ab, das sich von Gefühlen wie Zufriedenheit und Wohlbefinden über ein Hinnehmen der gegebenen Situation bis hin zu einem Gefühl der Entwürdigung erstreckte.

Zufriedenheit

Interviewer: »Werden bei der Körperpflege Ihre eigenen Wünsche mit berücksichtigt?«

Frau Gnädig: »Man kann eigenes Duschgel oder Badeschaum benutzen, wenn man will – muss man sich halt selber kaufen … Ich nehme das hier vom Haus, die haben ja nur gute Produkte hier und da bin ich damit zufrieden … Ich bin halt gerne gepflegt – am liebsten würde ich jeden Tag baden, aber das geht natürlich nicht, weil so viele hier sind «

Interviewer: »Was fühlen Sie dabei?

Frau Gnädig: »Ich bin hier mit allem zufrieden, man muss doch froh sein, dass man hier sein darf und so gut aufgehoben ist…«

Wohlbefinden

Frau Gnädig: »Es sind alle sehr nett und hilfsbereit, nicht grob, sondern ganz solide, da gibt es keine Schwierigkeiten. Dass ich übergangen werde oder so, das Gefühl habe ich gar nicht.«

Folgende Frage wurde gestellt:

Interviewer: »Wie wichtig ist es Ihnen, selbst entscheiden zu können, wann Sie z. B. baden oder um wie viel Uhr Sie sich waschen?«

In der darauf gegebenen Antwort drückte sich das Gefühl des Hinnehmens der gegebenen Situation aus:

Frau Eisele: »Ja, das ist mir zwar wichtig, aber wenn halt mal gesagt wird: *»Heute klappt es nicht«,* bleib ich halt im Dreck.«

Gefühl der Entwürdigung

Ein Gefühl der Entwürdigung wurde in folgender Interviewsequenz deutlich: Zur morgendlichen Körperpflege wurde nachgefragt:

Interviewer: »Heißt das, dass jemand kommt und neben Ihnen stehen bleibt, bis Sie den Unterleib gewaschen haben?«
Frau Eisele: »Ja.« (bestätigend)
Interviewer: »Wie finden Sie das?«
Frau Eisele: »Scheußlich. Aber, ich bin ja kein Mensch. Ich bin ja nur ein Heimbewohner.«

2. Ernährung

In der Dimension Ernährung reichte das Spektrum der geäußerten Gefühle von Zufriedenheit über die Aussage, dass man froh sei, dass andere einem die Entscheidung abnehmen bis hin zu Gleichgültigkeit.

Zufriedenheit

Frau Gnädig: »Ach, ich bin hier zufrieden – wissen Sie, wenn man sich wohl fühlt, was soll man dann kritisieren und was vorschlagen ...nein, nein, das überlasse ich denen ...«

Gleichgültigkeit

Interviewer: »Wie ist das für Sie, wenn Sie nicht auswählen können?«
Frau Gnädig: »Ja, man isst es halt.«
Interviewer: »Sie sind nicht so anspruchsvoll, Sie essen, was es gibt?«
Frau Gnädig: »Nein, nein, das ist ganz egal.«

Froh sein, dass andere einem die Entscheidung abnehmen

Interviewer: »Hätten Sie sich den Essensplatz gerne selber ausgesucht?«
Frau Gnädig: »Nein, auf die Idee wäre ich gar nicht gekommen. Erstens habe ich mich hier gar nicht ausgekannt, wo ich gekommen bin und wo ich den Platz hatte, war ich zufrieden. Ich bin sehr zufrieden mit dem Platz, den ich habe.«

3. Freizeit

In der Dimension Freizeit reichten die Aussagen von Zufriedenheit über ein Hinnehmen von Einschränkungen bis hin zu Gefühlen, wie Bevormundung und Machtlosigkeit.

Wohlbefinden

Frau Gnädig: »Das Spazierengehen und das Wandern, das brauche ich, die frische Luft … und auch das Programm hier, da mach ich gerne mit … Ich fühl mich hier sehr wohl, man fühlt sich hier sehr heimisch, schon durch die Lage … ich bin froh, dass ich hier gelandet bin …«

Hinnehmen von Einschränkungen

Interviewer: »Wenn Sie nicht in den Garten können, weil niemand Zeit hat, was geht da in Ihnen vor?

Frau Eisele: »Dann bleib ich halt oben.«

Bevormundung und Machtlosigkeit

Frau Eisele: »Ich, was soll ich denn hier entscheiden, ich krieg das vorgesetzt und damit hat sich's.«

Zufriedenheit

wurde anhand folgender Aussage generalisiert:

Frau Gnädig: »Ich bin hier mit allem zufrieden, man muss doch froh sein, dass man hier sein darf und so gut aufgehoben ist …«

Wohlbefinden

Frau Gnädig: »Es sind alle sehr nett und hilfsbereit, nicht grob, sondern ganz solide, da gibt es keine Schwierigkeiten. Dass ich übergangen werde oder so, das Gefühl habe ich gar nicht.«

4. Wohnen

In der Dimension Wohnen wurden Gefühle wie Wohlbefinden, der Wunsch nach mehr Privatheit, Machtlosigkeit, Verlusterleben und das Gefühl des Ausgeliefertseins geäußert.

Wunsch nach mehr Privatheit

Interviewer: »Was fühlen Sie dabei, wenn Sie ihr Zimmer nicht selbst einrichten können?

Frau Gnädig: »Ja, das ist schon schwierig … aber das ist halt so … Ich hab dann die Möbel teilweise verkauft/verschenkt; mein Mann hat Antiquitäten gesammelt, so schöne Sachen hat der gehabt …«

Gefühl der Machtlosigkeit

Interviewer: »Was empfinden Sie, wenn Sie bei der Zimmerbelegung nicht gefragt werden?

Frau Eisele: »Man ist machtlos, man ist doch direkt machtlos. Wenn ich was könnt, wäre ich schon längst aus dem Zimmer rausgegangen. Aber dann sind doch die Toiletten so weit weg. Deswegen häng ich an dem Zimmer.«

Verlusterleben

Interviewer: »Dass Sie jetzt (nur) wenig Sachen mitbringen können. Wie fühlen Sie sich dabei?«

Frau Gnädig: »Das tut mir weh, das muss ich ehrlich sagen. Grad eben … das, was ich in meiner Wohnung habe, ist das, was wir gerettet haben …«

Zufriedenheit

Interviewer: »Was fühlen Sie dabei, dass das Zimmer für Sie ausgesucht wurde?«

Frau Gnädig: »Ich vertraue der Bekannten voll, habe mich auf sie verlassen.«

Adressen und Links

Berliner Altersstudie (BASE)

Auf den Seiten wird die Studie, an der mehr als 1500 Berliner über einen Zeitraum von 3 Jahren teilnahmen, vorgestellt.
Internet: www.base-berlin.mpg.de/de/introduction.html

Bundesarbeitsgemeinschaft für Alten- und Angehörigenberatungsstellen

www.baga.de

Bundesinteressensvertretung der Altenheimbewohner

Vorgebirgsstr. 1
53913 Swisttal
Tel.: (02254) 70 45
E-Mail: info@biva.de
Internet: www.biva.de

Bundesverband der Verbraucherzentralen (VZBv)

Postfach 1116
59930 Olsberg
Tel.: (02962) 90 86 47
E-Mail: versandservice@vzbv.de
Neben zahlreichen Informationsangeboten und Broschüren wird ein 280-seitiger Ratgeber mit dem Titel »Pflegefall – was tun?« für 11,80 € angeboten. Dieser Ratgeber bietet auch zahlreiche Informationen für Pflegende.

Bundesarbeitsgemeinschaft der Senioren-Organisationen

Eifelstr. 9
53119 Bonn
Tel.: (0228) 24 99 93-0
E-Mail: kontakt@bagso.de
Internet: www.bagso.de
Diese Interessensvertretung bietet Checklisten zum Thema »Das richtige Heim« und »Betreutes Wohnen und Seniorenwohnheime« an.

Bundesministerium für Familie, Senioren, Frauen und Jugend

11018 Berlin
E-Mail: broschuerenstelle@bmfsfj.bund.de
E-Mail: info@bmfsfjservice.bund.de
Internet: www.bmfsfj.de

Als Broschüre oder als pdf-Dokument stehen folgende Titel kostenlos zur Verfügung:
Zwar sind damit direkt Senioren angesprochen, die für sich ein Pflegeheim suchen. Aber diese Broschüren geben auch etliche Anregungen für Pflegende, die in Einrichtungen der Altenpflege arbeiten.

Ihre Rechte als Heimbewohnerinnen und Heimbewohner

In sechs Schritten wird die Entscheidung für ein Heim vorgestellt. Neben Auszügen aus Gesetzestexten (Heimgesetz, Heimmindestbauverordnung, Heimpersonalverordnung) finden sich auch Checklisten für die Suche nach dem richtigen Heim und Hilfestellung, wie die erste Zeit im Pflegeheim gestaltet werden kann. (122 Seiten)

Auf der Suche nach einem Heim – Leitfaden zur Wahl eines Pflegeplatzes

Im Mittelpunkt dieser Broschüre steht eine Checkliste zur Beurteilung und zum Vergleich von Pflegeheimen.
Vier Schritte zur Wahl des passenden Pflegeheimes werden vorgestellt:
1. Klärung der Finanzierung stationärer Pflege
2. Vorauswahl der Heime anhand der Leistungsentgelte
3. Besuche von Pflegeheimen, Anwendung der Checkliste
4. konkrete Entscheidungsfindung, Vertragsgestaltung
(63 Seiten)

Deutsches Institut für angewandte Pflegeforschung e. V. (dip)

Hülchrather Straße 15
50670 Köln
Tel.: (0221) 46861 30
Fax: (0221) 46861 39
E-Mail: info@dip-home.de
Internet: www.dip-home.de
Schwerpunkt Altenpflegeforschung
www.dip-home.de/schwerpunkte/Altenpflegeforschung.htm

Deutsches Zentrum für Altersfragen

Manfred-von-Richthofenstr. 2
12101 Berlin
Tel.: (030) 26 07 40 0
Fax: (030) 78 54 35 0
E-Mail: dza@dza.de
Internet: www.dza.de

Kuratorium deutsche Altershilfe

An der Pauluskirche 3
50677 Köln
Tel.: (0221) 93 18 47 0
E-Mail: versand@kda.de
Internet: www.kda.de

Unter Veröffentlichungen des KDA zum Bereich Pflege finden Sie:

Qualitätshandbuch Wohnen im Heim – Wege zu einem selbstbestimmten und selbständigen Leben im Heim – ein Handbuch zur internen Qualitätsentwicklung in den AEDL-Bereichen (65,45 €).
Dazu passend gibt es die CD-Rom mit vielfältigen Editier- und Recherchemöglichkeiten für 29,90 €.

Thema 146
Qualitätsmanagement in Einrichtungen der Langzeitpflege – ein klientenzentrierter Ansatz aus Kanada
Das Konzept wird mit dem entsprechenden Handbuch mit dieser Veröffentlichung erstmalig dem deutschen Raum zugänglich gemacht. Mit einer Einführung von Alfred Hoffmann und Prof. Thomas Klie. (12,00 €)

Thema 191
Auf vielfachen Wunsch veröffentlicht das Kuratorium Deutsche Altershilfe (KDA) zwei »historische« Dokumente in ihrer Originalfassung. Zum einen geht es um das Sachverständigengutachten, das von Prof. Dr. Margarete Landenberger, Martin-Luther-Universität Halle-Wittenberg, und Prof. Dr. Stefan Görres, Universität Bremen, und ihren Mitarbeitern für das Bundesverfassungsgericht erstellt wurde. In der zweiten Hälfte dieser Dokumentation finden Sie zum anderen den Wortlaut des Urteils des Bundesverfassungsgerichts vom 24. Oktober 2002. Das Sachverständigengutachten und die Begründung des Urteils stellen eine umfas-

sende Analyse der Situation der Altenpflege dar und können hilfreich für Grundlagen- und Forschungsarbeiten in diesem Bereich sein.
Umfang: 129 S.; 16,50 €

Senioreninitiativen
Auf dieser Seite finden Sie eine Datenbank mit rund 1000 Initiativen, Gruppen und Einrichtungen für ältere Menschen sowie ein Diskussionsforum zu verschiedenen Themen.
www.senioren-initiativen.de

Sozialnet
Die umfangreiche Sammlung an Rezensionen aus der Sozialen Arbeit und der Pflege ist durch die namhaften Rezensenten sehr lesenswert.
Internet: www.socialnet.de/rezensionen/index.html

Abbildungsverzeichnis

Tabellenverzeichnis

Register